onellen Chinesischen Medizin, die bereits seit Tau
ert wird. Sie ist wo
age genauer Beobac
und Kosmos schuf
r in der Lage ware
ern. Dies illustriert auch ein chinesisches Sprichw
agender Arzt verhindert Krankheiten, ein mitteln
lt noch nicht ausgebrochene Krankheiten, ein un
elt bestehende Krankheiten.« Lange Zeit erhielt e
venn der Patient gesund blieb. Dies erforderte nat
it des Patienten. Ziel war das Gleichgewicht in se
ührung: in der Ernährung, der körperlichen Akti
ten und Beziehungen, dem Beruf und der Einstell
elt sich also um eine Art ganzheitlicher Heilkund
tigen Zeit weit entfernt sind. Vor allem im Westen
Symptome isoliert betrachtet. Aber immer mehr
begreifen, dass es nicht reicht, das einmal vorhan
eln, um gesund zu sein. Man muss zum einen die

WOLFGANG MÖHRING

Heilen mit Akupressur

- Punktmassage leicht gemacht
- Mit Fingerdruck gegen die häufigsten Beschwerden

|1|

|2|

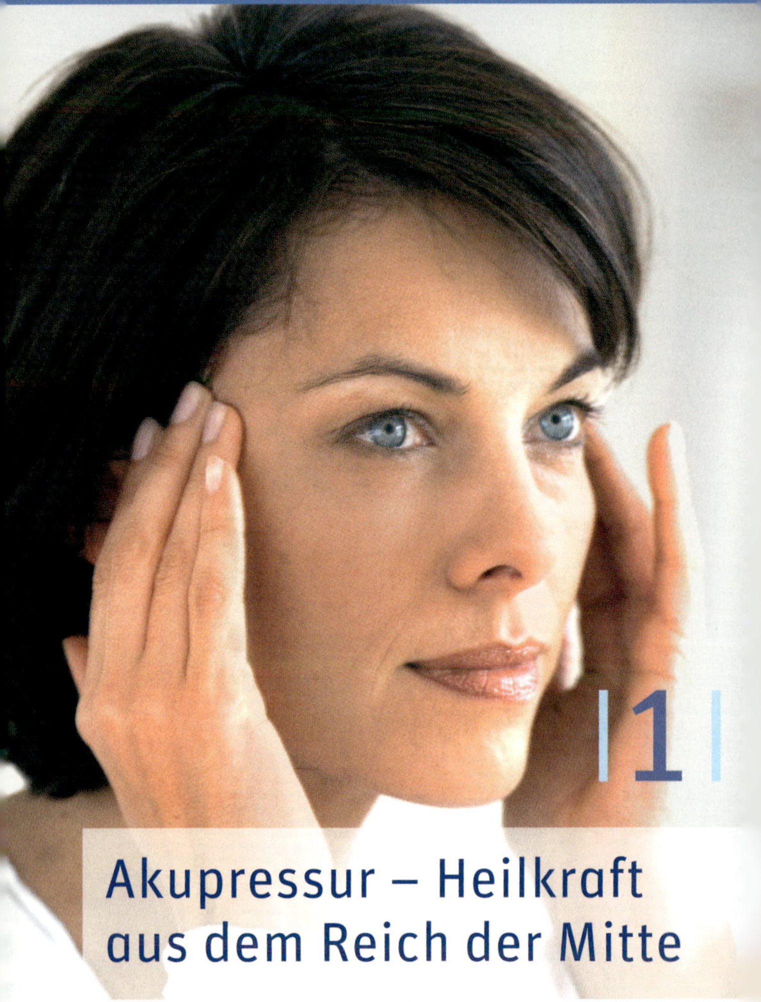

1

Akupressur – Heilkraft aus dem Reich der Mitte

Keine Methode ohne Theorie! Bevor Sie mit der Akupressur beginnen, lernen Sie hier Hintergründe und Grundlagen dieser chinesischen Heilmethode kennen.

Akupressur und die Traditionelle Chinesische Medizin

Akupressur, die chinesische Fingerdruckmassage, ist ein Bestandteil der Traditionellen Chinesischen Medizin, die bereits seit Tausenden von Jahren praktiziert wird. Sie ist wohl das älteste Medizinsystem der Welt. Auf der Grundlage genauer Beobachtungen der Zusammenhänge zwischen Natur, Mensch und Kosmos schufen die alten Chinesen ein System, mit dem sie nicht nur in der Lage waren, Krankheiten zu heilen, sondern auch zu verhindern. Dies illustriert ein chinesisches Sprichwort: »Ein hervorragender Arzt verhindert Krankheiten, ein mittelmäßiger Arzt behandelt noch nicht ausgebrochene Krankheiten, ein unbedeutender Arzt behandelt bestehende Krankheiten.« Lange Zeit erhielt ein Arzt nur dann Lohn, wenn der Patient gesund blieb. Dies erforderte natürlich die aktive Mitarbeit des Patienten. Ziel war das Gleichgewicht in seiner ganzen Lebensführung: in der Ernährung, der körperlichen Aktivität, seinen Kontakten und Beziehungen, der generellen Einstellung zum Leben und im Beruf.

Es handelt sich also um eine Art ganzheitlicher Heilkunde, von der wir in der heutigen Zeit weit entfernt sind. Vor allem im Westen werden häufig nur die Symptome isoliert betrachtet. Aber immer mehr Menschen denken um und begreifen, dass es nicht reicht, das einmal vorhandene Symptom zu behandeln, um gesund zu sein. Man muss zum einen die tatsächliche Ursache entdecken und kurieren und sich zum anderen regelmäßig aktiv vorbeugend um seine Gesundheit und das Gleichgewicht im Leben kümmern.

Hier kann die Akupressur eine unterstützende Rolle spielen, da auch ein Laie mit ihrer Hilfe einfache Beschwerden lindern sowie Krankheiten vorbeugen kann.

Yin und Yang und die fünf Elemente

Nach den alten Chinesen bewegt sich die Energie der Schöpfung ständig zwischen zwei Extremen, wie Tag und Nacht, Sommer und Winter und Leben und Tod. Die beiden Extreme werden jedoch nicht als Gegensätze angesehen, sondern sie wechseln einander ab. So bringt der Tag die Nacht und die Nacht den Tag hervor, fließend gehen sie ineinander über. Dies ist das Gesetz von Yin und Yang.

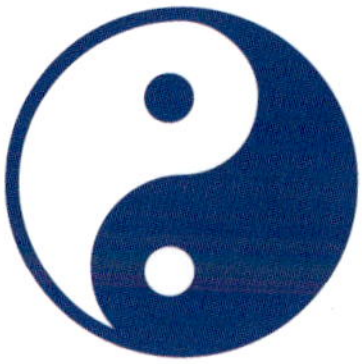

Beide gehen aus dem Göttlichen, dem Tao hervor. Im Kreissymbol (s. Abb.) entspricht das Ganze dem Tao, die eine tropfenförmige Hälfte dem Yin, die andere dem Yang. Der kleine Kreis bedeutet, dass in jedem Yin etwas Yang und in jedem Yang etwas Yin vorhanden ist; die dunkelste Nacht hat etwas Helligkeit, der hellste Tag einen Anteil von Dunkelheit. Ein anderes Beispiel: Wenn die Sonne scheint, entspricht dem Yang die Sonnenseite des Berges, dem Yin die Schattenseite. Auch die Meridiane (s. u.) sind entweder dem Yin oder dem Yang zugeordnet.

Yang ist zugeordnet:

Sonne, Wärme, Feuer, Licht, Tag, Bewegung, Sommer, Ausdehnung, aktiv, männlich.
Meridiane von Dünndarm, Blase, Drei-Erwärmer, Gallenblase, Dickdarm und Magen.

Yin ist zugeordnet:

Mond, Kälte, Wasser, Dunkelheit, Nacht, Ruhe, Winter, Konzentrierung, passiv, weiblich.
Meridiane von Herz, Niere, Kreislauf, Leber, Lunge und Milz.

Weitere Beobachtungen ergaben, dass im Jahreslauf fünf grundlegende Wechsel in der Energie stattfinden: Im Frühling beginnen die Pflanzen zu wachsen und alles wird geboren, im Sommer werden sie auf dem Weg zur Reife von der Sonne (Yang im Yang) gestärkt. Der Spätsommer ist dann die Zeit der Reife und Ernte. Im Herbst beginnt die Natur sich zurückzuziehen, bis im Winter die Zeit der Ruhe (Yin im Yin) anbricht. Der gesamte Zyklus reicht von der Ruhe zum Tatendrang und wieder zur Ruhe, vom Yin zum Yang, vom Tod zum Leben und wieder zurück.
Symbolhaft benannten die Chinesen diese fünf Energiequalitäten der Jahreszeiten des Jahreszyklus mit fünf Elementen, wobei jedem der Elemente unter anderem bestimmte Meridiane, Organe, Emotionen und Sinnesorgane zugeordnet sind.

Lebensenergie und Meridiane

Auf der Basis ihrer Forschungen über die Wechselbeziehungen zwischen Mensch (Mikrokosmos), Natur und Kosmos (Makrokosmos) entdeckten die alten Chinesen, dass die Lebensenergie Qi oder Ch'i die Grundlage jeglicher Substanz und allen Lebens ist. Im menschlichen Körper zirkuliert sie in energetischen Leitbahnen, die Meridiane genannt werden. Diese stehen miteinander in

Verbindung und versorgen unter anderem die Organe, nach denen sie benannt werden.
Die zwölf Hauptmeridiane verlaufen spiegelgleich auf beiden Körperseiten, und zwar nicht nur an der Körperoberfläche, sondern auch im Inneren. Die Meridiane beginnen und enden jeweils an den Fingern und Zehen. Je zwei von ihnen bilden ein Paar, gemäß den Gesetzen von Yin und Yang. Insgesamt bilden sie drei Energieumläufe in unserem Körper (in Klammern stehen die im Folgenden gebrauchten Abkürzungen):

1. Herzmeridian (He) und Dünndarmmeridian (Dü) mit Blasenmeridian (Bl) und Nierenmeridian (Ni)
2. Kreislaufmeridian (KS) und Drei-Erwärmermeridian (Drei E) mit Gallenblasenmeridian (Ga) und Lebermeridian (Le)
3. Lungenmeridian (Lu) und Dickdarmmeridian (Di) mit Milz/Pankreasmeridian (Mi) und Magenmeridian (Ma)

Im Westen nicht bekannt ist die Funktion des Drei-Erwärmers. Er ist unter anderem – wie sein Name schon sagt – für die Wärmeproduktion des Körpers zuständig. Daneben gibt es noch eine große Zahl weiterer Leitbahnen. Man kann sich das Ganze auch wie ein miteinander vernetztes Straßensystem vorstellen. Neben den Hauptmeridianen sind für dieses Buch noch zwei Sondermeridiane von Bedeutung, das Konzeptionsgefäß (KG) und das Lenkergefäß (LG), die entlang der Körpermittellinie über Bauch und Brust nach oben bzw. über Kopf und Rücken nach unten führen.
Zur Veranschaulichung finden Sie eine Abbildung der Meridiane in der vorderen Innenklappe.

Gesundheit und Krankheit

Ein ausgewogenes Verhältnis von Yin und Yang ist die Voraussetzung für die Gesundheit von Körper, Geist und Seele. Isolierte Prozesse gibt es nicht, sondern alle körperlichen und seelisch-geistigen Vorgänge beeinflussen sich gegenseitig. Ein Mensch wird krank, wenn die Harmonie zwischen Yin und Yang gestört ist und entweder das Yin oder das Yang ein Übergewicht erlangt. Dann bauen sich im Körper Ungleichgewichte auf und die so wichtige Lebensenergie Qi kann nicht mehr richtig und ungehindert fließen.

Meist ist das Qi aus dem Gleichgewicht geraten, lange bevor es zur Ausbildung von Krankheitssymptomen kommt. Ein in der Traditionellen Chinesischen Medizin erfahrener Therapeut kann ein solches Ungleichgewicht zum Beispiel über die Pulsdiagnose feststellen und so helfen, Krankheiten zu verhüten.

Das Symptom oder der Schmerz ist ein Notsignal, das uns über eine energetische Unausgeglichenheit unterrichtet, die aufgrund einer körperlichen, seelischen oder geistigen Ursache eingetreten ist. Ist die Ursache für dieses Ungleichgewicht gefunden und behoben, beginnen auch die Symptome der Krankheit mehr oder weniger schnell zu verschwinden.

Faktoren, die den Energiefluss behindern können, sind:

- äußere Faktoren wie Wind, Hitze, Kälte, Trockenheit oder Feuchtigkeit, Unfälle und Verletzungen
- innere Faktoren wie die Gemütszustände Angst, Zorn, Trauer, Sorge, übermäßige Freude oder Lust, Erbkrankheiten, eine ungesunde Lebensweise (zum Beispiel falsches Essen, mangelnde Bewegung) und Dauerstress jeder Art

Die Traditionelle Chinesische Medizin

Der therapeutische Ansatz der Traditionellen Chinesischen Medizin ist umfassend und ganzheitlich. Zu ihr gehören unter anderem Akupunktur und Moxibustion (Erwärmung von Akupunkturpunkten durch Beifußkraut), Massage, Akupressur, Diätetik (die jeweils individuell geeignete Ernährung), Atem- und Bewegungstherapien (Tai Chi und Qi Gong), Meditation sowie die Verordnung pflanzlicher, mineralischer und tierischer Heilmittel. Alle diese Therapien ergänzen sich gegenseitig.

Akupressur und Akupunktur

Bei der Akupressur werden wie bei der Akupunktur bestimmte Hautpunkte stimuliert, über die man Einfluss auf die Energiebahnen des Körpers nehmen kann. Die meisten der Akupunktur- oder Akupressurpunkte liegen im Gewebe unter der Haut, entlang oberflächlich verlaufender Meridiane. Nicht auf Meridianen liegen die so genannten Extrapunkte (Abkürzung: Ex). Man kann die Punkte auch mit Schleusen oder Engpässen im Energiefluss der Meridiane vergleichen, da sich über sie die Meridianenergie in unterschiedlicher Weise beeinflussen lässt. Einige wirken tief greifend wie Schaltpunkte, das heißt, sie beeinflussen den Energiezyklus des Körpers. Andere funktionieren mehr symptomatisch, sie sind also zur Behandlung der Symptome einer bestimmten Krankheit geeignet.

Während in der Akupunktur mit sehr feinen Stahl- oder Edelmetallnadeln gearbeitet wird, kommen in der

Akupressur manuelle Techniken wie Massage und Fingerdruck zur Anwendung. Durch Akupunktur erreicht man eine wesentlich tief greifendere und umfassendere Stimulierung.
Ziel von beiden ist es, das energetische Gleichgewicht von Yin und Yang in Körper, Geist und Seele wiederherzustellen. Die Harmonisierung führt dazu, dass Schmerzen und Befindlichkeitsstörungen vermindert werden bzw. idealerweise gar nicht erst entstehen.
Diese umfassende Behandlung kann aber nur von einem gründlich ausgebildeten Fachmann durchgeführt werden, der versucht, die Ursachen einer Krankheit zu ergründen und zu therapieren. In der Selbstanwendung hat sich Akupressur als wirksames Mittel zur akuten und chronischen Beschwerdelinderung bewährt.

Akupressur eignet sich in der Selbstbehandlung:

- zur Belebung und Vitalisierung
- zur Linderung einfacher Befindlichkeitsstörungen und leichterer Erkrankungen (Übelkeit, Erkältung, Blähungen, Zahnschmerzen usw.)
- zur Soforthilfe, bis zur fachmännischen Behandlung
- bei Kindern und sehr geschwächten Menschen (in Absprache)
- zur Unterstützung einer traditionellen Behandlung – in genauer Absprache mit dem behandelnden Arzt oder Therapeuten

Verzichten Sie auf eine Behandlung mit Akupressur:

- bei lokalen Hautveränderungen wie Entzündung, Eiterung, Wunden, Pilzinfektion oder Krampfadern
- vor oder nach dem Essen und nach Alkoholgenuss

- bei Krebserkrankungen, Vergiftungen, starken Infektionen sowie generell allen schweren Erkrankungen
- wenn sich Beschwerden verschlimmern oder wiederkehren

Wenn Sie sich an die Anleitungen in diesem Buch halten, sind schädliche Nebenwirkungen nicht zu befürchten.
In der Schwangerschaft sollten Sie jedoch besondere Vorsicht walten lassen und die Punkte generell nur leicht drücken. Einige Punkte, zum Beispiel anregende Punkte, dürfen gar nicht stimuliert werden – diese sind im folgenden Behandlungsteil extra gekennzeichnet. Im Zweifelsfall ziehen Sie bitte einen in der Akupressur erfahrenen Therapeuten zurate.
Gewarnt werden muss auch ausdrücklich noch einmal davor, regelmäßig wiederkehrende Beschwerden durch Akupressur zu unterdrücken. Es besteht sonst die Gefahr, dass die Krankheit weiter in die Tiefe gelangt und sich das hinter dem Symptom steckende Ungleichgewicht an einer ganz anderen Stelle, vielleicht in einem neuen Symptom und sogar noch stärker wieder bemerkbar macht. Auch hier fragen Sie bitte gegebenenfalls rechtzeitig einen professionellen Therapeuten der Traditionellen Chinesischen Medizin.

Lage und Auffinden der Akupressurpunkte

Verwenden Sie zum Auffinden der Punkte das in China übliche individuelle Körpermaß »Cun«. Danach entspricht die Breite des Daumenendgliedes oder die Länge des zweiten Mittelfingergliedes einem Cun. Drei Cun entsprechen einer Handbreite auf Höhe der mittleren Fingergelenke (s. Abb.).

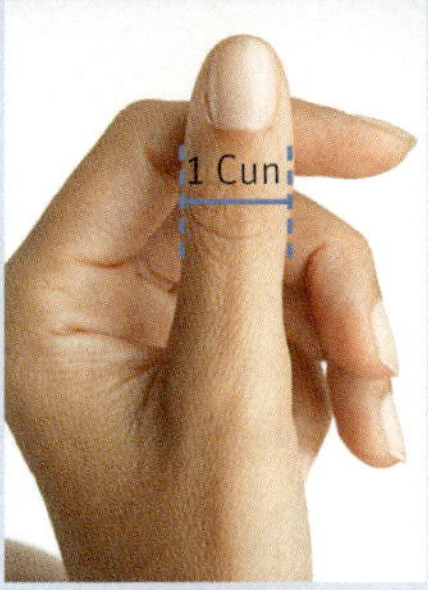

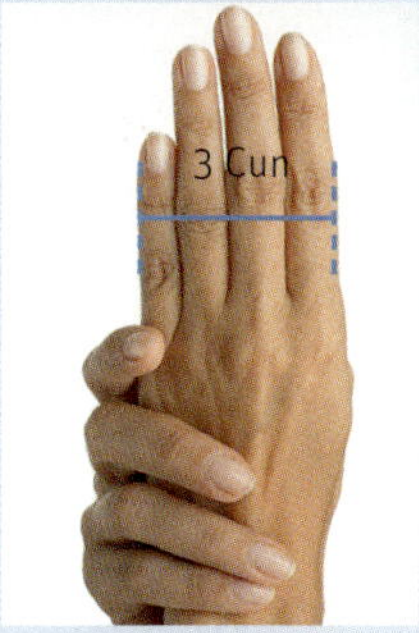

Die Abstände unterscheiden sich von Mensch zu Mensch erheblich. Berücksichtigen Sie daher bei der Selbstbehandlung Ihr individuelles Maß bzw. als Fremdbehandler das Maß der zu behandelnden Person. Sehen Sie sich die Abbildungen genau an. Tasten Sie dann die Haut nach den Lagebeschreibungen behutsam ab, bis Sie sicher sind, den Punkt gefunden zu haben. Oft liegen die Punkte in Vertiefungen, Hautfalten oder an Muskelansätzen. Schmerz, ein Druck-, Spannungs-, Taubheits-, Kälte- oder Wärmegefühl oder eine Verhärtung ist ein Hinweis darauf, dass Sie einen Akupressurpunkt gefunden haben. Verwenden Sie nur die beschriebenen Punkte und halten Sie sich an die Anleitungen.

Auch wenn man in der Regel eher zu einer Vermeidungsstrategie neigt: Schmerzende Punkte haben bei jeder Behandlung Priorität, denn hier ist der Fluss der Energie gestört. Sie sollten diese also sorgfältig stimulieren, aber natürlich nur so lange und so intensiv, wie Sie es gut aushalten können.

Behandlungstechnik

Wenn nicht anders angegeben, akupressieren Sie die Punkte senkrecht zur Hautoberfläche mit der Fingerkuppe und lassen diese leicht im Uhrzeigersinn kreisen.

Den Druck sollten Sie ganz allmählich mit jeder Ausatmung steigern.

Eine weitere Möglichkeit der Akupressur ist, mit der Handfläche oder den Fingern auf dem entsprechenden Punkt leicht zu vibrieren – diese Stimulierung wirkt sanft vitalisierend. Alternativ können Sie den Punkt mit den Fingerspitzen, der Handfläche oder der Faust 20- bis 30-mal leicht und rhythmisch klopfen. Für eine kräftige Akupressur kann man auch den Fingernagel nehmen.

Während der Massage sollte kein unangenehmer Schmerz, sondern lediglich ein Druckgefühl entstehen, ein so genanntes »Wohlweh«. Atmen Sie ruhig und tief und konzentrieren Sie sich auf Ihre Körpermitte.

Bei schmerzenden Punkten sollte der Schmerz aufgelöst werden, das heißt, mit Gefühl so lange akupressiert werden, bis der Schmerz nachlässt. Dabei aber nicht so fest drücken, dass Sie sich während der Behandlung verspannen. Stellen Sie sich vor, dass mit jeder Ausatmung mehr und mehr Schmerz aus Ihrem Körper entweicht.

Mit Ausnahme der Punkte auf der Körpermittellinie müssen immer die Punkte beider Körperseiten gleichzeitig oder nacheinander behandelt werden (Spiegelgleichheit der Meridiane). Halten Sie auch die im Beschwerdeteil angegebene Behandlungsreihenfolge ein!

Behandlugshäufigkeit und Behandlungsdauer

Akute Beschwerden können Sie bis zu 3-mal täglich akupressieren, wenn Ihnen dies guttut. Chronische Beschwerden sollten Sie dagegen nur alle zwei bis drei Tage behandeln.

Kräftigen Druck grundsätzlich kürzer, schwächeren länger durchführen. Starken Druck können Sie ruhig 3- bis

5-mal hintereinander für einige Sekunden (maximal 10) ausüben, mittelstarken und leichten Druck bis etwa 10-mal (maximal 2 Minuten pro Stimulierung). In den Anleitungen ist immer die ungefähre Behandlungsdauer pro Punkt angegeben. Wenn Sie viele Punkte stimulieren möchten, sollten Sie die Gesamtbehandlungszeit – und damit auch die Zeit pro Punkt – reduzieren.

Ungefähre Richtwerte für die Gesamtbehandlungszeit:

Erwachsene: 5 bis 20 Minuten

Kinder: maximal 10 Minuten

Kleinkinder und Babys: maximal 4 Minuten

Bei Kindern immer mit leichtem Druck beginnen und die Druckintensität im Vergleich zu Erwachsenen deutlich vermindern. Bei Kleinkindern und Babys sollten Sie maximal 20 bis 30 Sekunden pro Punkt und nur sehr leicht drücken. Vergessen Sie bitte nicht, sich beim Aufsuchen der Punkte nach den Cun-Maßen des Kindes zu richten (s. S. 12f.).
Überstrapazieren Sie Akupressurpunkte nicht – längere Stimulierung bedeutet nicht automatisch auch mehr Erfolg! Wichtig ist, dass Sie auf Ihre Empfindung achten, dann merken Sie meist selbst, wann es genug ist.
Verlieren Sie nicht die Geduld, falls nicht sofort eine Beschwerdelinderung eintritt. Je nach individueller physischer und psychischer Konstitution dauert es unter Umständen etwas länger, bis der Körper auf die Akupressur anspricht.

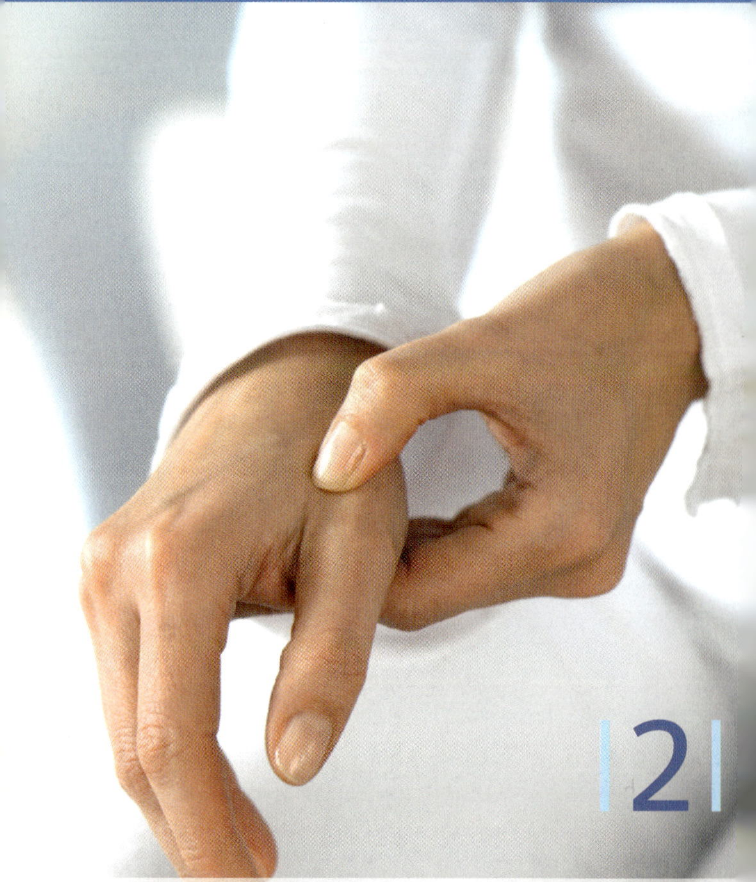

2

Beschwerden von A bis Z

Jeder kann durch Akupressur Schmerzen sowie körperliche und seelische Störungen lindern. Hier erfahren Sie, welche Punkte Ihnen helfen können.

Bevor Sie beginnen

Folgende Punkte sollten Sie vor und während der Akupressurbehandlung beherzigen:

- Achten Sie auf frische Raumluft und angenehme Raumtemperatur.
- Sorgen Sie für Ruhe, tragen Sie keine beengenden Kleidungsstücke und legen Sie während der Massage Uhren, Ringe und Armreifen ab.
- Ihre Hände sollten warm und die Fingernägel nicht zu lang sein. Schütteln Sie vor der Behandlung kräftig die Handgelenke und reiben Sie die Hände fest gegeneinander.
- Atmen Sie ruhig und gleichmäßig.
- Konzentrieren Sie sich während der Behandlung auf den Energiefluss und nicht auf die Beschwerden, und spüren Sie Ihren Empfindungen nach.
- Wenn nicht anders angegeben, drücken Sie senkrecht, leicht kreisend, mit verträglichem Druck.
- Behandeln Sie den Bauch nicht bei gespannter Bauchdecke – überhaupt auf Hals, Brust und Bauch vorsichtig einwirken!
- Für die Stimulierung einiger Punkte brauchen Sie einen Partner. Die zu behandelnde Person sollte dann bequem und entspannt auf einer festen Unterlage lagern. Geben Sie in Rückenlage ein Kissen oder eine Rolle unter die Knie, in Bauchlage unter die Füße.
- Streichen oder reiben Sie nach der Massage einige Male über die behandelten Stellen. Entspannen Sie sich nach der Akupressur etwa 20 Minuten und strecken Sie sich dann ausgiebig.

Allergisches Asthma

Ursachen:

Allergisches Asthma ist eine der gefährlichsten durch eine Allergie verursachten Beschwerden. Die häufigsten Auslöser sind verschiedene Pollen, Tierhaare und Hausstaub. Manche Menschen reagieren aber auch auf eine plötzliche Wetteränderung mit Kälteeinbruch mit einem Asthmaanfall. Durch die plötzliche Verengung der Bronchien kommt es bei Asthma zu starker Atemnot. Die meisten Patienten brauchen für die Erweiterung der Atemwege bei einem Anfall spezielle Medikamente, die vom Arzt verschrieben werden müssen.
Akupressur kommt ausschließlich als begleitende, lindernde Maßnahme in Betracht. Wichtig ist, die verordneten Medikamente weiter zu nehmen!

Akupressur:

Drücken Sie gleichzeitig LG 14 sowie zwei Punkte jeweils ½ Cun seitlich davon (s. rechts). Nun das Brustbein von KG 17 aufwärts nach KG 21 massieren (s. rechts). Empfindliche Punkte behandeln, zum Schluss KG 21 drücken. Dann vom Brustbein ab sanft mit den Fingerspitzen unter dem Schlüsselbein mehrmals bis Lu 1 reiben, jetzt Lu 1 und Lu 2 drücken (s. rechts). Schließlich Di 4 (S. 34) und Mi 6 (S. 31) aufwärts massieren.
Unter »Husten, Bronchitis« (S. 44 f.) finden Sie geeignete Punkte zur Kräftigung der Lunge und zur Linderung von chronischem Asthma.

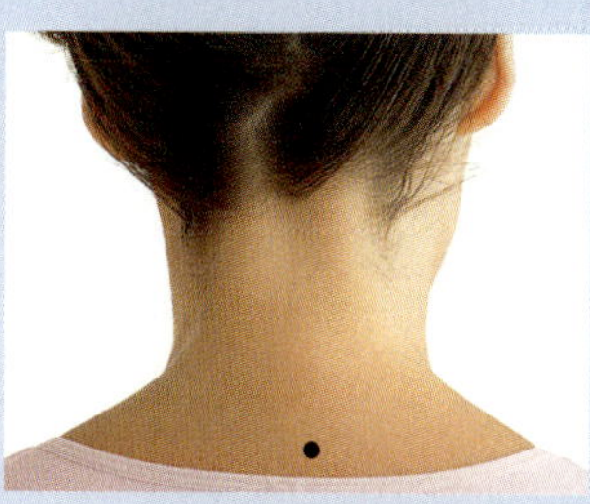

LG 14 Großer Wirbel

◆ Lage: Auf der Mittellinie der Körperrückseite, in der Vertiefung unter dem Dornfortsatz (= die tastbare Erhebung der Wirbelsäule) des 7. Halswirbels. Dieser Wirbel steht meist etwas vor, wenn man den Kopf beugt, und befindet sich etwa auf Schulterhöhe.

◆ Stimulierung: Mit drei Fingerspitzen LG 14 und die zwei Punkte jeweils ½ Cun direkt links und rechts davon relativ fest etwa 60 Sekunden lang behandeln.

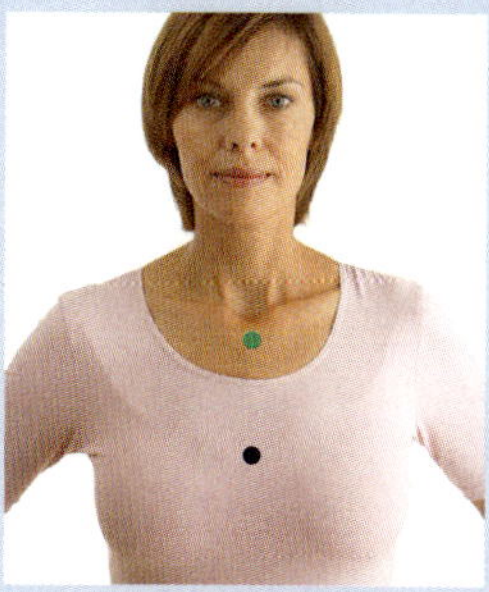

KG 17 Mitte der Brust

◆ Lage: In der Mitte des Brustbeins, im vierten Zwischenrippenraum. Bei Männern auf Höhe der Brustwarzen.

◆ Stimulierung: Mit der Daumenkuppe nicht fest etwa 1 Minute lang kreisend drücken. Massieren Sie nun mit der Daumenkuppe die Brustbeinmitte nach oben bis zu dem Punkt KG 21, in der Mitte des oberen Brustbeinrandes. Diesen mit verträglichem Druck etwa 60 Sekunden lang stimulieren.

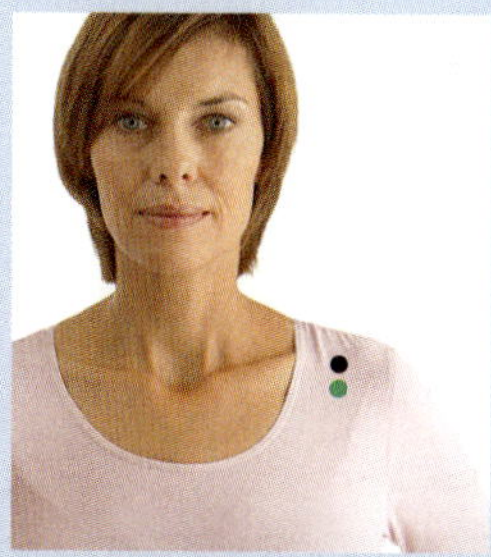

Lu 2 Wolkenpforte

◆ Lage: 6 Cun seitlich der Körpermittellinie; direkt unter dem Schlüsselbein.

◆ Stimulierung: Jeweils 30–60 Sekunden mittelfest kreisförmig massieren.

Lu 1 Residenz der Mitte

◆ Lage: 6 Cun seitlich der Körpermittellinie, 1 Cun unterhalb des Schlüsselbeins.

◆ Stimulierung: Wie Lu 1.

Appetitlosigkeit

Ursachen:

Hinter dem Symptom Appetitverlust können sich zahlreiche ernste Krankheiten, zum Beispiel des Verdauungssystems und der Nieren oder auch beginnende Infektionen verbergen. Aus diesem Grund sollten Sie bei länger bestehenden Beschwerden eine gründliche fachmännische Diagnose durchführen lassen. Einfache Ursachen für Appetitmangel sind psychische Probleme und Sorgen, Überarbeitung und Schlafmangel. Bei Kindern führen oft Schulschwierigkeiten zu Appetitverlust. Durch das schwächer werdende Verdauungssystem lässt der Appetit bei älteren Menschen generell nach.

Akupressur kann bei allen einfachen Ursachen helfen und bei ernsten Krankheiten nach Absprache mit dem Therapeuten ergänzend eingesetzt werden.

Akupressur:

Drücken Sie zur Anregung der Magenfunktion Ma 41 (s. rechts). Dann massieren Sie KG 12, den Alarmpunkt des Magens (s. rechts). Bei psychischen nervösen Beschwerden akupressieren Sie kräftig He 9 (s. rechts).

Stimulieren Sie außerdem Le 14 (S. 83), Ni 16 (S. 39) und Ma 27 (S. 60) sowie zur allgemeinen Anregung KS 6 (S. 83) und zur Kräftigung Ma 36 (S. 38).

Lassen Sie zum Abschluss einen Partner den Muskelstrang neben der Wirbelsäule hinuntermassieren und dabei empfindliche Punkte drücken.

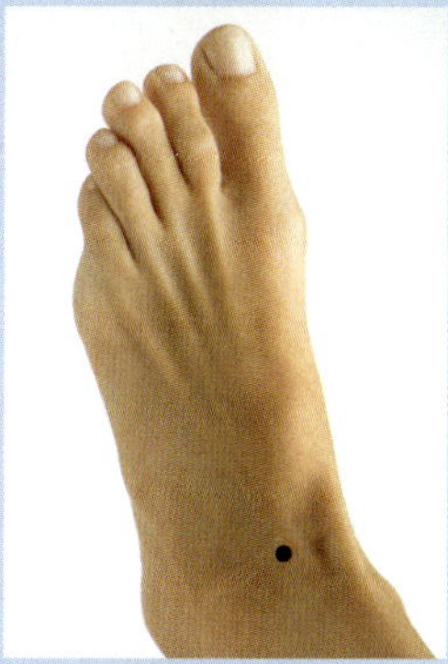

Ma 41 Reißender Wildbach

◆ Lage: Am Fußrücken, in der Mitte der Fußwurzel zwischen zwei Sehnen.

◆ Stimulierung: Mit der Fingerkuppe mittelfest 1–2 Minuten lang in Richtung Zehen hin stimulieren.

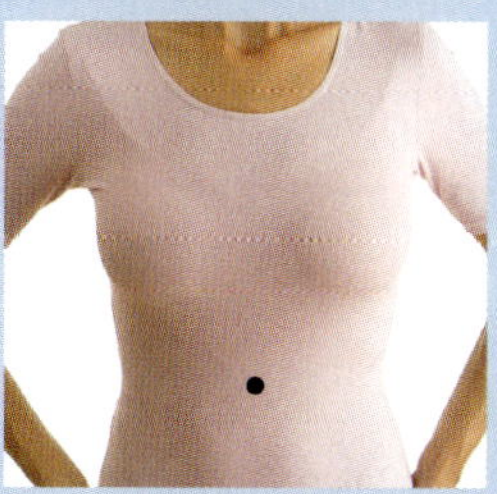

KG 12 Alarmpunkt des Magens

◆ Lage: Etwa auf halber Höhe zwischen Brustbeinende und Nabel, 4 Cun oberhalb des Nabels.

◆ Stimulierung: Bis zu 3 Minuten lang mittelfest nach oben hin massieren. Nicht in der Schwangerschaft!

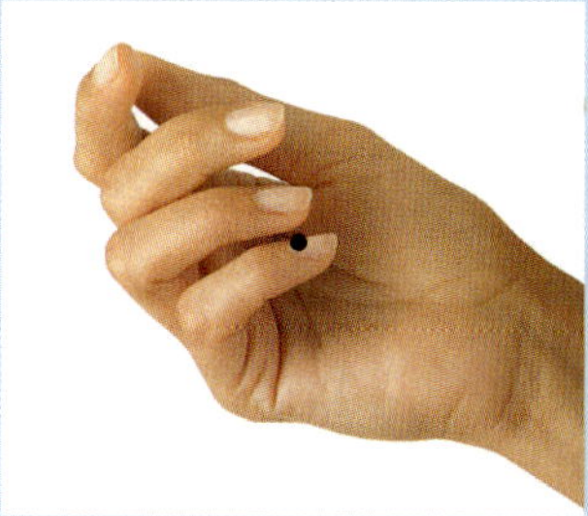

He 9 Geringer Angriffspunkt

◆ Lage: Am kleinen Finger, im Nagelfalzwinkel der Seite, die zum Ringfinger zeigt.

◆ Stimulierung: 1–2 Minuten lang mit dem Fingernagel mit noch verträglichem Druck akupressieren.

Punkt eignet sich auch bei Kreislaufschwäche und zur Herzstärkung.

Augenmüdigkeit

Ursachen:

Die Augen sind in unserer stark durch optische Reize geprägten Welt großen Belastungen ausgesetzt. Die tägliche Arbeit am Computerbildschirm, das Fernsehen, schillernde Leuchtreklamen und Plakate prägen das moderne Leben. Nach einer optischen Überanstrengung fällt es uns oft schwer, die Konzentration aufrechtzuerhalten; die Augen werden müde und schmerzen.
Akupressurmassage hilft, Augen und Gesichtspartie zu erfrischen.

Akupressur:

Die Handflächen kräftig warm reiben, dann 4-mal sanft von innen nach außen über die geschlossenen Augen streichen. Mit den Fingerkuppen mehrmals leicht kreisend vom äußeren Augenwinkel über die Schläfen bis zu den Ohren massieren.
Mit den Daumenspitzen die Nackenlinie mehrmals in Richtung Ohr massieren, Bl 10 und Ga 20 (S. 52) drücken. Nicht fest Bl 1 (direkt über dem inneren Augenwinkel), Bl 2, Ex 3 und Ex 5 drücken (s. rechts).
Mit den Fingerkuppen die Augenbrauen sowie die direkt unter den Augen liegenden Knochen mehrmals von innen nach außen massieren. Mit geschlossenen Augen je 10-mal die Augäpfel nach rechts und links kreisen. Zum Schluss die warmen Hände 30 Sekunden auf die Augen legen.

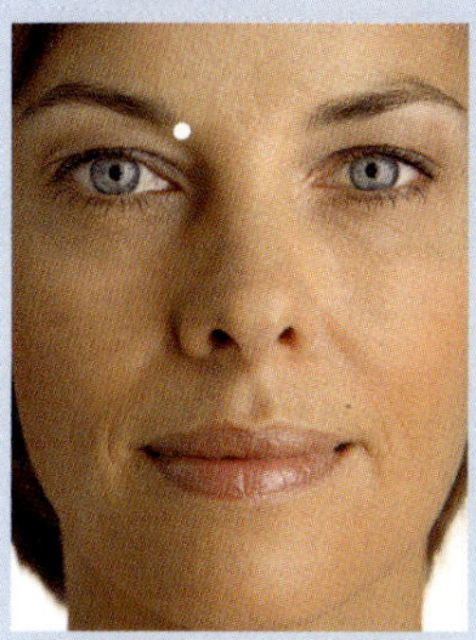

Bl 2 Bambus sammeln

◆ Lage: In einer kleinen Vertiefung am inneren, nasenwärts gerichteten Ende der Augenbrauen.

◆ Stimulierung: Mit den Daumenkuppen mit mäßigem, leicht kreisendem Druck 30–60 Sekunden drücken.

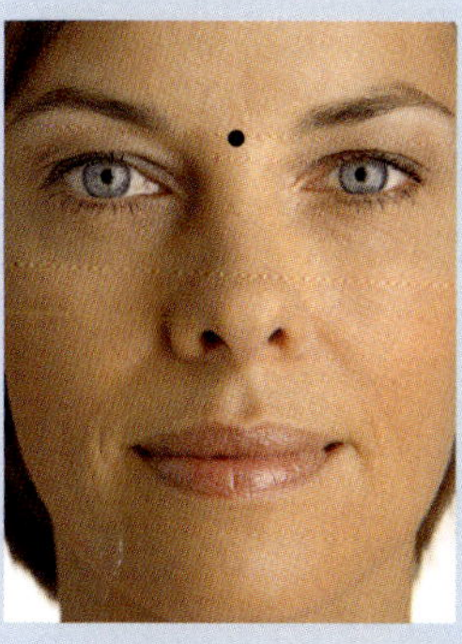

Ex 3 Siegelhalle

◆ Lage: Genau zwischen den Augenbrauen, auf Höhe der Nasenwurzel.

◆ Stimulierung: Etwa 30–60 Sekunden mit mäßigem, leicht kreisendem Druck akupressieren.

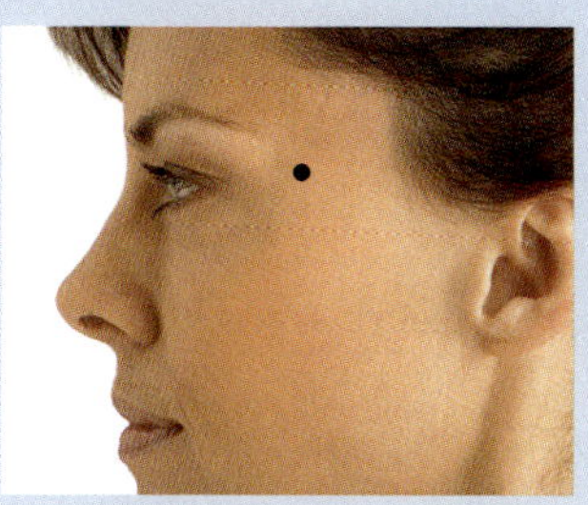

Ex 5 Großes Yang

◆ Lage: Etwa 1 Mittelfingerbreite hinter dem Kreuzungspunkt der Linie zwischen seitlichem Augenbrauenrand und äußerem Lidwinkel.

◆ Stimulierung: Sanft und leicht kreisförmig 30–60 Sekunden stimulieren.

Blähungen, Verdauungsschwäche

Ursachen:

Am häufigsten kommt es zu Blähungen, wenn man zu viel gegessen hat oder ein Nahrungsmittel nicht verträgt. Besonders blähend sind unter anderem Kohl, Hülsenfrüchte, frisches Brot, Zwiebeln oder kohlensäurehaltige Getränke. Viele Menschen neigen außerdem dazu, während des Essens ganz unbewusst Luft zu schlucken. Das hat ein Aufblähen des Magens zur Folge, das von mehr oder weniger starken Blähungen begleitet ist.

Weit verbreitet ist auch Verdauungsschwäche: Man fühlt sich bereits voll und gebläht, selbst wenn man nur wenig gegessen hat. Die Ursachen der Verdauungsschwäche sind vielfältig, da im hoch komplizierten Verdauungsprozess mehrere Faktoren zusammenspielen. Der Darm etwa kann träge, verkrampft oder in seiner Resorptionsfähigkeit eingeschränkt sein. Möglicherweise werden zu wenige Verdauungsenzyme produziert, was an der Bauchspeicheldrüse, an Leber und Galle oder am Dünndarm liegen kann.

Ferner äußern sich auch nervliche Belastungen leicht in Beschwerden des Verdauungssystems – man spricht dann von einem nervösen Magen oder einem Reizdarm. In jedem Fall sollten Sie die genaue Ursache Ihrer Beschwerden von einem Fachmann abklären lassen. Massage und Akupressur können oft die akuten Beschwerden lindern.

Akupressur:

Massieren Sie zunächst, wie bei »Magenschmerzen« (S. 54 f.) angegeben, den Magenmeridian auf dem Bauch mehrmals abwärts – dabei leicht kreisend empfindliche Punkte akupressieren, besonders Ma 25 (s. nä. Seite).
Anschließend die Körpermittellinie einige Male abwärts massieren, vom Brustbein bis etwa eine Handbreit unter dem Nabel. Jeweils etwa 30 Sekunden die vier Punkte drücken, die ½ Cun bzw. 4 Cun seitlich neben dem Nabel liegen. Beide Handflächen aufeinanderlegen und direkt unter dem Nabel mit mäßigem Druck 30-mal im Uhrzeigersinn kreisen lassen. Nun nacheinander Le 3, Le 14, Mi 3, Dü 3 und Di 4 stimulieren (s. nä. Seite).
Zusätzlich können Sie bei Schmerzen in der Bauchmitte oder im Unterleib die Punkte Ma 36 (S. 38) und Mi 6 (S. 39) akupressieren.
Bei Empfindlichkeit gegen fette Speisen helfen Ga 34 (s. nä. Seite) und Ma 36 (S. 38).
Bei Säuglingskoliken hilft oft ausgezeichnet die Akupressur von Ma 25 (s. nä. Seite) und Mi 6 (S. 39): Diese nur leicht und kurz drücken, etwa 10–15 Sekunden lang.

Das hilft zusätzlich:

Räumen Sie sich genug Zeit für die Nahrungszubereitung und -aufnahme ein – »schnelles Essen zwischendurch« sollte tabu sein!
Blähungswidriger und verdauungsfördernder Tee: Pfefferminze und zerstoßene Kümmel-, Fenchel- und Anisfrüchte zu gleichen Teilen mischen. 2 TL pro Tasse mit heißem Wasser aufgießen und 10 Minuten ziehen lassen. Bei Bedarf 1–2 Tassen trinken.

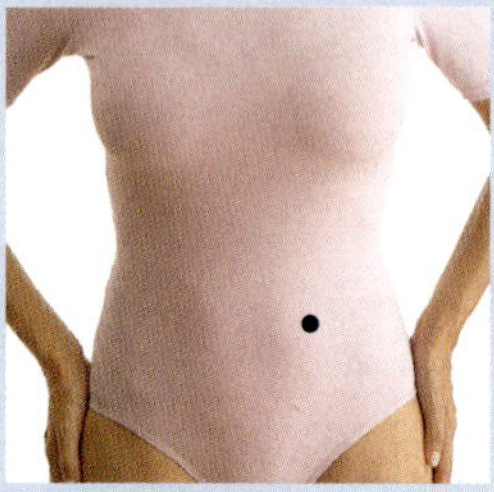

Ma 25 Türangel des Himmels

◆ Lage: 2 Cun seitlich des Nabels.
◆ Stimulierung: Vorsichtig drücken, da oft sehr druckempfindlich. Etwa 1 Minute kreisend behandeln. Alarmpunkt des Dickdarms, daher bei allen akuten Magen-Darm-Problemen geeignet. Nicht in der Schwangerschaft!

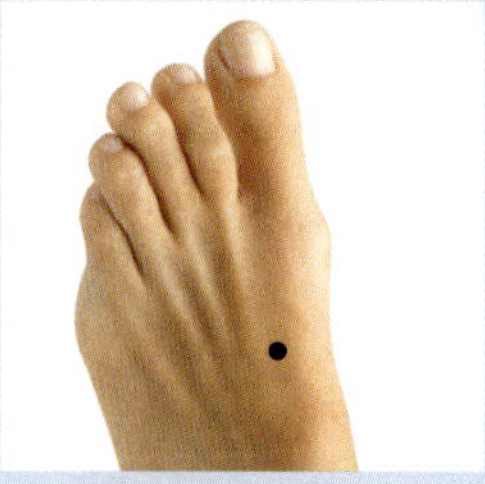

Le 3 Große Verkehrsader

◆ Lage: Im hinteren Winkel der Rille zwischen dem 1. und 2. Mittelfußknochen, vor den Fußwurzelknochen.
◆ Stimulierung: Den Fußrücken warm reiben, dann kräftig etwa 30 Sekunden in Richtung Fußgelenk drücken. Abschließend sanft kreisen.

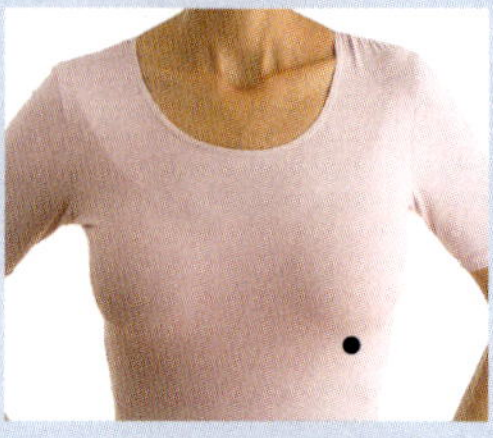

Le 14 Tor einer Periode

◆ Lage: 4 Cun seitlich der Körpermittellinie und 6 Cun oberhalb des Nabels, senkrecht unterhalb der Brustwarzen.
◆ Stimulierung: Kreisförmig und nicht zu fest 30–60 Sekunden stimulieren.

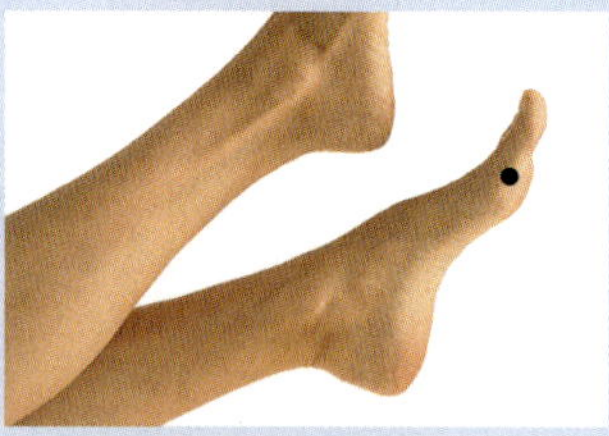

Mi 3 Große Blässe

◆ Lage: Am inneren Fußrand, gleich nach dem Grundgelenk der ersten Zehe.
◆ Stimulierung: Etwa 30 Sekunden kräftig in Richtung Sprunggelenk drücken.

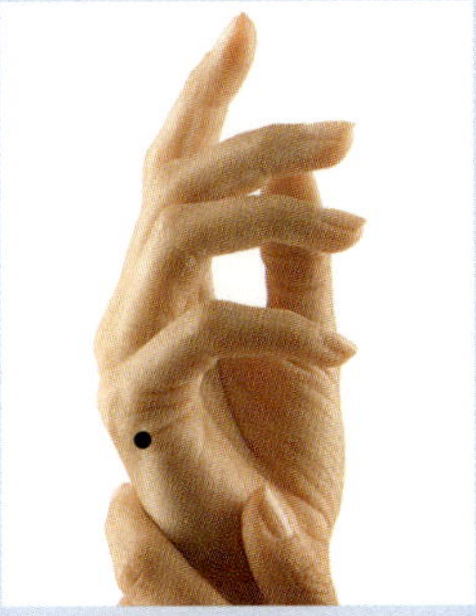

Dü 3 Hinterer Schluchtenbach

◆ Lage: Bei leicht geschlossener Faust am Ende der Falte, die sich unterhalb des Grundgelenks des kleinen Fingers bildet.

◆ Stimulierung: Gleichmäßig 30 Sekunden nicht zu fest drücken.

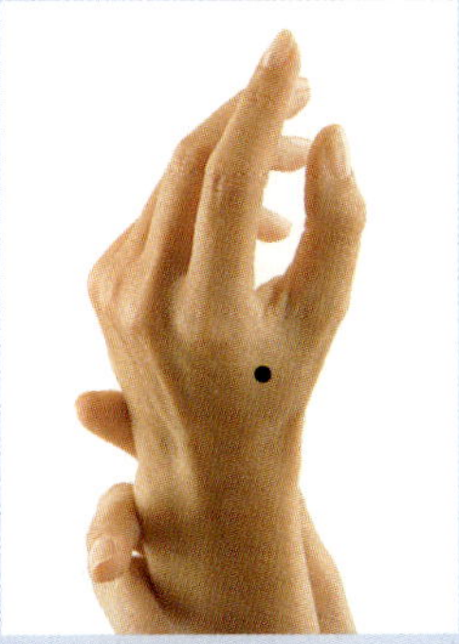

Di 4 Talgrund

◆ Lage: Legt man den Daumen an den Zeigefinger, liegt der Punkt unterhalb der höchsten Stelle des entstandenen Muskelbauches, im oberen Drittel genau zwischen dem Daumen- und Zeigefingermittelhandknochen.

◆ Stimulierung: Die Daumenkuppe anlegen und den Punkt 30 Sekunden nach unten in Richtung Zeigefinger kräftig und leicht kreisend drücken. Den Druck während der Ausatmung verstärken. Allgemein beruhigend und krampflösend. Nicht in der Schwangerschaft!

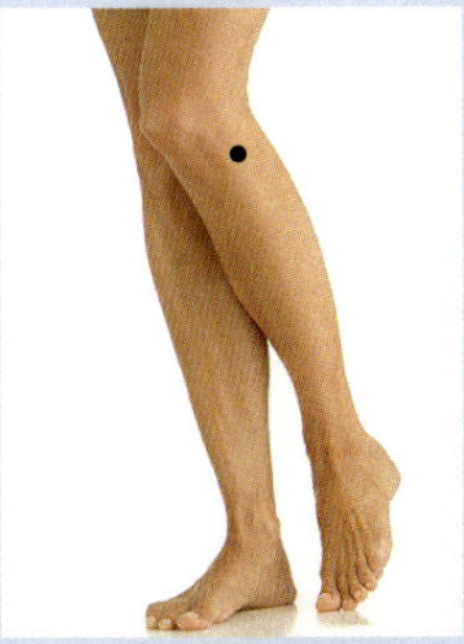

Ga 34 Quelle am Yanghügel

◆ Lage: In einer kleinen Mulde, direkt vor (in Richtung Schienbein) und etwas unterhalb des Wadenbeinköpfchens, das an der abgebildeten Stelle ein wenig hervorsteht.

◆ Stimulierung: Mittelfest etwa 30–60 Sekunden mit der Fingerkuppe drücken, dann 30 Sekunden kreisen.

Blasenbeschwerden

Ursachen:

Blasenentzündung ist die häufigste Erkrankung der Harnblase. Die Betroffenen leiden unter brennendem Schmerz beim Wasserlassen sowie häufigem Harndrang mit nur geringen Urinmengen. Besonders Frauen erkranken an diesem Infekt, da ihre Harnröhre kürzer ist als die von Männern. Meist ist eine einfache Unterkühlung die Ursache für die Blasenreizung. Oft entwickelt sich daraus eine massive Blasenentzündung, die chronisch werden kann, mit der Gefahr des Aufsteigens der Entzündung zu den Nieren. Daher muss die Behandlung von einem Fachmann überwacht werden.
Menschen, die zu Blasenentzündungen neigen, sollten generell auf warme Füße und einen warmen Unterleib achten sowie ausreichend trinken, damit die Blase gut durchgespült wird. Regelmäßige Akupressur unterstützt und kräftigt die Blase.

Akupressur:

Sie drücken zunächst die unterstützenden Blasenpunkte Bl 66 und Bl 64 (s. rechts), anschließend stimulieren Sie KG 3 (s. rechts). Dann massieren Sie mehrmals von KG 3 aus nach oben bis zum Nabel und drücken hierbei empfindliche Punkte. Nun stimulieren Sie Mi 6 (S. 39). Zur Entspannung und Stärkung drücken Sie kräftig Ma 36 und Ma 38 (S. 78). Zum Abschluss der Behandlung lassen Sie einen Partner Bl 28 (s. rechts) akupressieren.

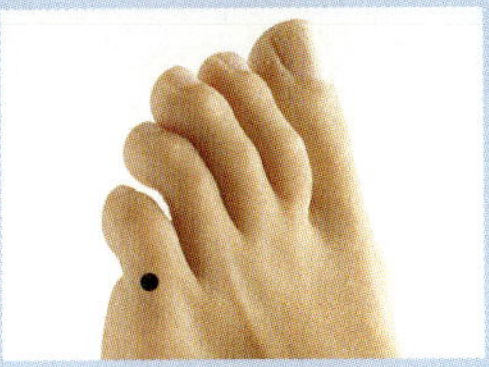

Bl 66 Tal der Verbreitung

◆ **Lage:** Vor dem Grundgelenk der kleinen Zehe, an der Fußaußenseite.

◆ **Stimulierung:** Kräftig 30–60 Sekunden lang mit dem Fingernagel stimulieren.

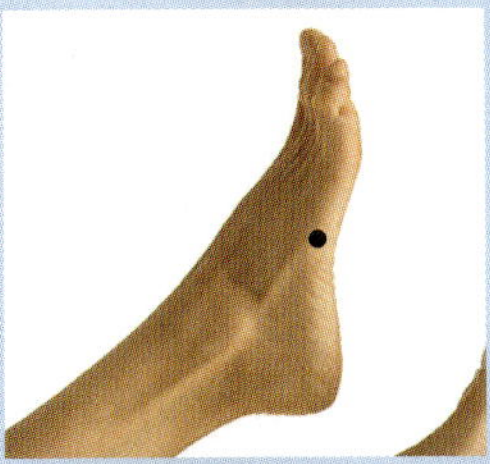

Bl 64 Adler, die sich verdoppeln

◆ **Lage:** Etwas nach der Mitte des Fußaußenrandes, nach einem ein wenig vorstehenden Knöchelchen, in einer kleinen Mulde in Richtung Zehen. An der Grenze zwischen rotem und weißem Fleisch.

◆ **Stimulierung:** Mit verträglichem Druck senkrecht 30–60 Sekunden stimulieren.

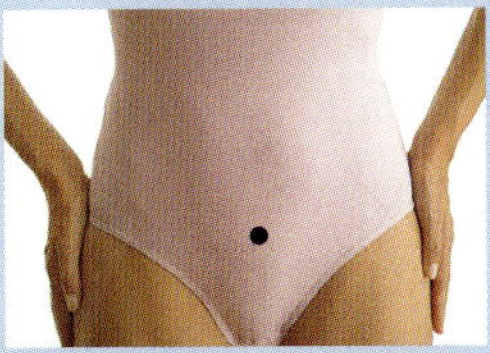

KG 3 Pol der Mitte

◆ **Lage:** Teilt man die Strecke vom Nabel bis zur Schambeinoberkante in fünf Teile, liegt KG 3 ein Fünftel vom Schambeinrand entfernt.

◆ **Stimulierung:** Kreisförmig nicht fest 30 Sekunden stimulieren, dann bis zum Nabel nach oben massieren und dabei empfindliche Punkte kreisförmig je etwa 30 Sekunden drücken. Alarmpunkt der Blase. Nicht in der Schwangerschaft!

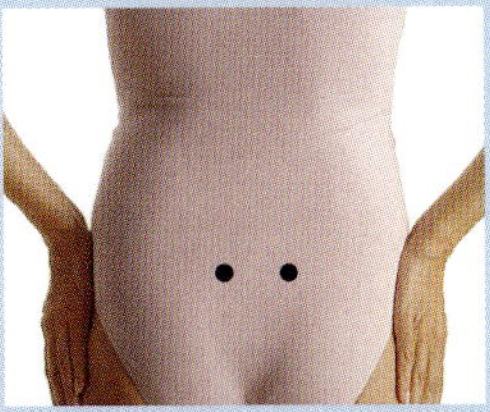

Bl 28 Zustimmungspunkt der Harnblase

◆ **Lage:** Auf Höhe des zweiten Sakralloches des Kreuzbeins, 1 ½ Cun seitlich der rückwärtigen Körpermittellinie.

◆ **Stimulierung:** 30–60 Sekunden nicht zu fest und kreisförmig stimulieren. Nicht in der Schwangerschaft!

Durchfall

Ursachen:

Unter Durchfall versteht man häufige, nicht selten schmerzhafte Entleerungen dünnflüssigen Darminhalts. Der Genuss verdorbener Speisen oder Getränke, Magen-Darm-Infektionen, Medikamente mit abführender Wirkung (zum Beispiel Antibiotika), allergisch bedingte Nahrungsmittelunverträglichkeiten und psychische Einflüsse (Angst, Stress) gehören zu den wichtigsten Ursachen. Die Behandlung schwererer, infektiöser Durchfälle und jede Form von chronischer Diarrhöe gehören in die Hände eines Fachmannes. Akupressur kann beruhigend auf die verkrampfte Darmmuskulatur und die gereizten Darmschleimhäute einwirken.

Akupressur:

Legen Sie beide Handflächen übereinander zwischen Nabel und Schambeinsymphyse auf und massieren Sie sanft kreisend 2–3 Minuten lang nach oben in Richtung Nabel. Legen Sie die Handflächen dann eine Handbreit über dem Nabel auf und massieren Sie dort leicht und gleichmäßig 1 Minute lang im Uhrzeigersinn.
Drücken Sie Ma 25 und Mi 6 (s. rechts) sowie zur Magenkräftigung Ma 36 (S. 38). Lassen Sie einen Partner die empfindlichen Punkte von Bl 21 (S. 57) bis Bl 27 (s. rechts) drücken. Eventuell noch Di 4 (S. 38) und Di 11 (S. 87) behandeln. Bei krampfartigen Schmerzen Le 3 (S. 26) kräftig in Richtung Fußgelenk drücken.

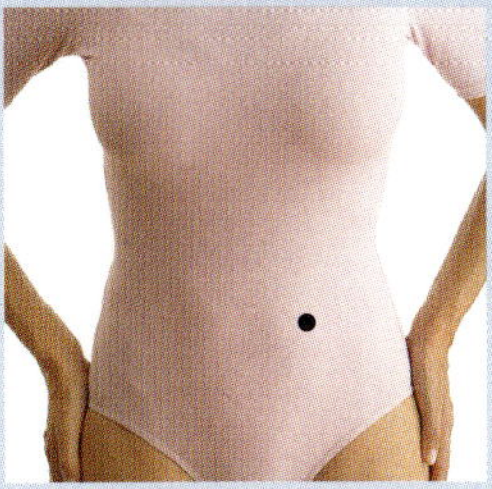

Ma 25 Türangel des Himmels

◆ **Lage:** 2 Cun seitlich des Nabels.

◆ **Stimulierung:** Vorsichtig, da oft sehr druckempfindlich, 1 Minute lang kreisend behandeln. Alarmpunkt des Dickdarms, daher bei allen akuten Magen-Darm-Problemen geeignet. Nicht in der Schwangerschaft!

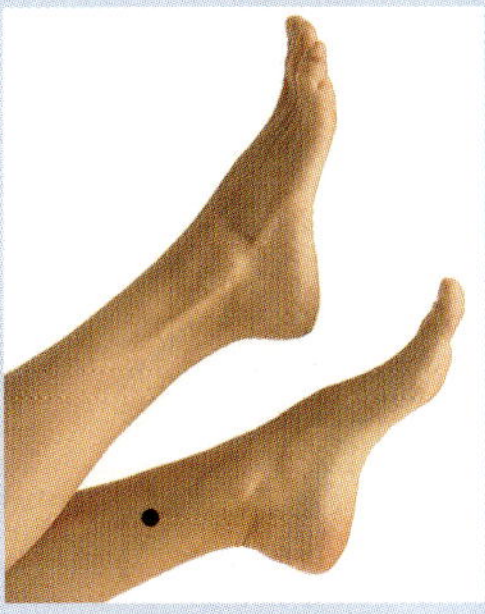

Mi 6 Kreuzung der drei Yinbahnen

◆ **Lage:** Etwa 3 Cun oberhalb der höchsten Erhebung des Innenknöchels, an der Hinterkante des Schienbeins.

◆ **Stimulierung:** Bei Durchfall meist energetisch leer, daher mit der Fingerkuppe am Punkt etwa 1–2 Minuten lang nur leicht vibrieren.
Nicht in der Schwangerschaft!

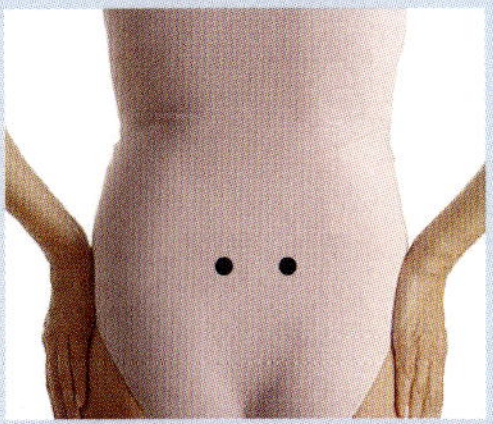

Bl 27 Zustimmungspunkt des Dickdarms

◆ **Lage:** Etwa 1 ½ Cun neben der Wirbelsäule, auf Höhe des ersten Sakralloches des Kreuzbeins.

◆ **Stimulierung:** Gleichmäßig und nicht zu fest von einem Partner 30–60 Sekunden akupressieren lassen. Nicht in der Schwangerschaft!

Erkältung, Grippe

Ursachen:

Im Durchschnitt bekommt jeder Mensch 2- bis 4-mal im Jahr eine Erkältung – vor allem in der kalten Jahreszeit. Unter dem Begriff Erkältung fasst man verschiedene leichtere Infektionskrankheiten zusammen, die nach einer Schwächung des körpereigenen Abwehrsystems auftreten. Durchnässung, Kälte oder Zugluft sind oft unmittelbare Auslöser dafür. Meist äußert sich eine Erkältung vor allem in den oberen Atemwegen. Nase, Rachen und Luftröhre kommen ständig in Kontakt mit einer Vielzahl kleinster Krankheitserreger, wie eben auch den Erkältungsviren. Ist der Körper vorab geschwächt, vermehren sich die Viren rapide und man bekommt eine Erkältung. Die allseits bekannten lästigen Beschwerden sind Husten, Schnupfen, Heiserkeit, Halsschmerzen, Müdigkeit, Gliederschmerzen und eventuell leichtes Fieber. Normalerweise klingen die Symptome jedoch innerhalb einer Woche ab.
Im Unterschied zu einer Erkältung verläuft eine Grippe (auch Influenza genannt) schwerer und dauert länger an. In der Regel kommt es zu hohem Fieber, auch sind Komplikationen weitaus häufiger. Im schlimmsten Fall kann sie sogar tödlich enden. Grippe ist äußerst ansteckend und breitet sich rasch aus, daher spricht man auch von einer Grippewelle. Grippekranke sollten sich unbedingt in ärztliche Betreuung begeben. Das Gleiche gilt natürlich bei schweren oder lang andauernden Erkältungen.

Akupressur hilft dabei, den Körper zu kräftigen, sodass er schneller mit einer Infektion fertig wird. Andere Punkte lindern spezielle Beschwerden.

Akupressur:

Zur Förderung der allgemeinen Widerstandskraft drücken Sie jeweils 30 Sekunden kräftig Ma 36 und Di 4 (s. nä. Seite). Di 4 ist ein wichtiger Punkt zur Vitalisierung und Regeneration der Schleimhäute. Im Anschluss daran behandeln Sie mit leichterem Druck Mi 6 (S. 39). Die Akupressur dieser drei Punkte eignet sich auch vorbeugend bei Erkältungsanfälligkeit. LG 14 und LG 16 (s. nä. Seite) sind allgemein nützliche Erkältungspunkte. Zur Linderung akuter Mund- und Rachenentzündungen sowie Bronchitis, auch mit Fieber, ist der Punkt Di 1 (s. nä. Seite) geeignet.

Bei Halsschmerzen und Heiserkeit versuchen Sie die Kombination Di 4 und Ma 44 sowie Ni 3 (s. nä. Seite).

Bei Beschwerden im Kopf- und Augenbereich drücken Sie 1 Minute lang Bl 10 und Ga 20 (S. 52).

Das hilft zusätzlich:

Zu Beginn einer Erkältung essen Sie am besten nur leichte Kost oder fasten 1 bis 2 Tage. Parallel sollten Sie zur Ausscheidung der Giftstoffe viel trinken, dann kommt das Abwehrsystem besser in Schwung.

Verdünnt mit heißem Wasser sind Holunderbeersaft und schwarzer Johannisbeersaft sehr nützlich, gerade auch zu Beginn einer Erkältung und für Kinder. Essen Sie vermehrt Nahrungsmittel mit hohem Vitamin-C-Gehalt oder nehmen Sie geeignete Präparate zu sich, am besten Vitamin C + Zink.

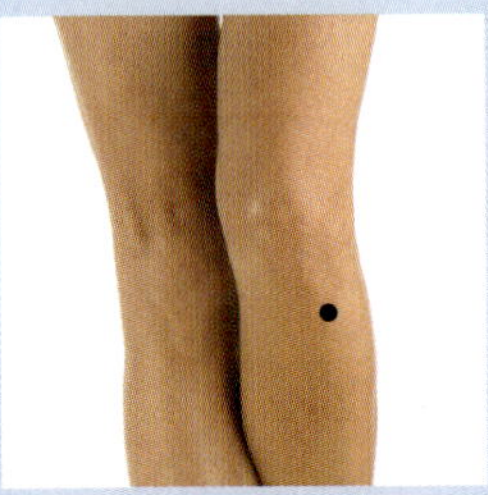

Ma 36 Göttlicher Gleichmut

◆ Lage: 3 Cun unter dem Kniegelenkspalt, nahe am Schienbein. Legen Sie den Handteller mit leicht gespreizten Fingern auf die Kniescheibe. Dort, wo sich die Kuppe des Ringfingers befindet, liegt der Punkt.

◆ Stimulierung: Drücken Sie den Punkt 30 Sekunden konstant und kräftig mit der Daumenkuppe. Anschließend reiben Sie ab diesem Punkt 1 Minute lang kräftig in Richtung Fuß. Nicht im letzten Schwangerschaftsdrittel!

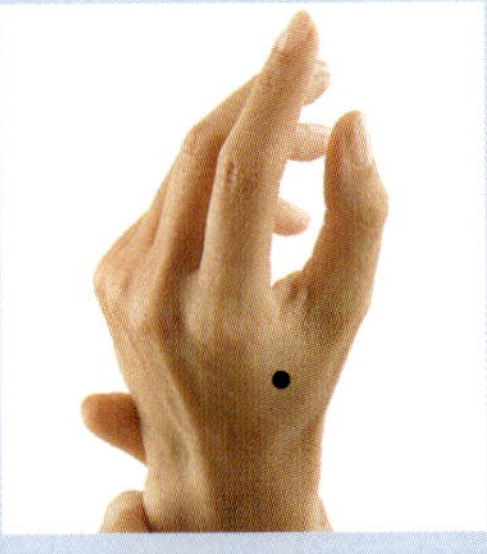

Di 4 Talgrund

◆ Lage: Legt man den Daumen an den Zeigefinger, liegt der Punkt unterhalb der höchsten Stelle des entstandenen Muskelbauches, im oberen Drittel genau zwischen dem Daumen- und Zeigefingermittelhandknochen.

◆ Stimulierung: Die Daumenkuppe anlegen und den Punkt 30 Sekunden kräftig nach unten in Richtung Zeigefinger drücken. Den Druck während der Ausatmung verstärken. Zum Abschluss 30 Sekunden sanft kreisend massieren. Allgemein beruhigend und krampflösend. Nicht in der Schwangerschaft!

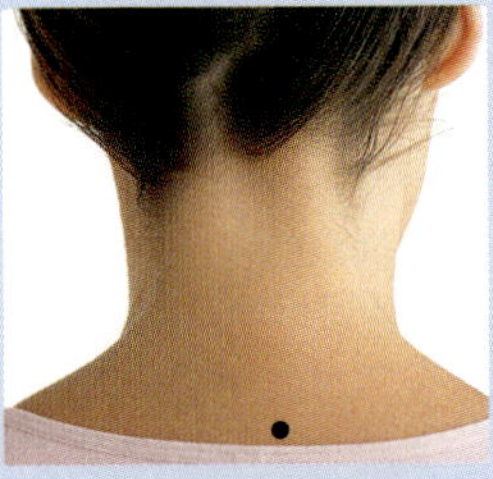

LG 14 Großer Wirbel

◆ Lage: Auf der Mittellinie der Körperrückseite, in der Vertiefung unter dem Dornfortsatz (= die tastbare Erhebung der Wirbelsäule) des 7. Halswirbels. Dieser Wirbel steht meist etwas vor, wenn man den Kopf beugt, und befindet sich etwa auf Schulterhöhe.

◆ Stimulierung: Mit übereinandergelegten Zeige- und Mittelfingerkuppen gleichmäßig und nicht fest 30–60 Sekunden behandeln.

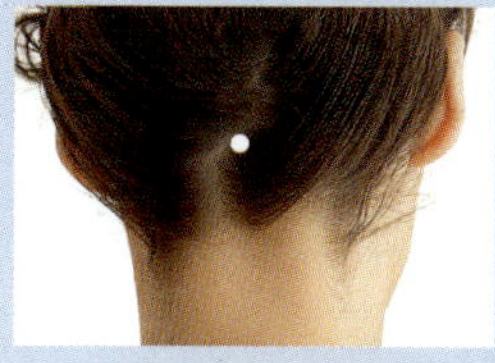

LG 16 Residenz des Windes

◆ Lage: Auf der Körpermittellinie, 1 Cun oberhalb der Nackenhaargrenze, in einer kleinen Vertiefung unter dem knöchernen Vorsprung des Hinterhauptknochens.

◆ Stimulierung: Gleichmäßig kreisend und nicht fest mit der Daumenkuppe 30–60 Sekunden drücken. Nicht in der Schwangerschaft!

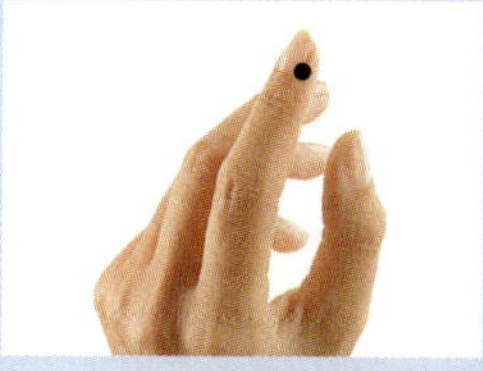

Di 1 Yang der Wandlungsphase Metall

◆ Lage: Am daumenseitigen Nagelfalzwinkel des Zeigefingers.

◆ Stimulierung: 30 Sekunden lang kräftig drücken.

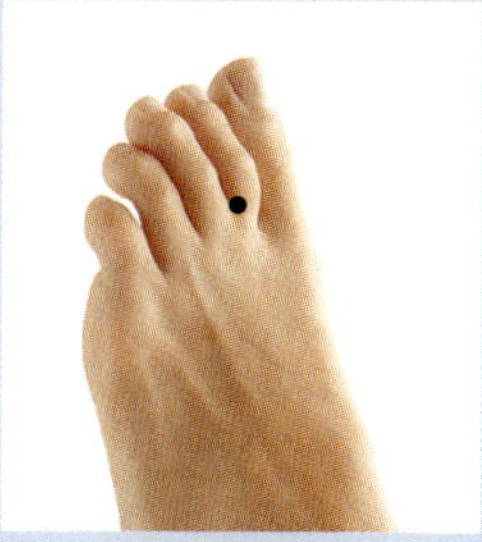

Ma 44 Innerer Hof

◆ Lage: Zwischen den Grundgelenken der 2. und 3. Zehe, am zum Fuß hin gelegenen Rand der Schwimmhaut, d. h. der dünnen Haut zwischen den Zehen.

◆ Stimulierung: 30 Sekunden lang mit dem Fingernagel fest senkrecht oder aber mit der Fingerkuppe in Richtung Fuß drücken.

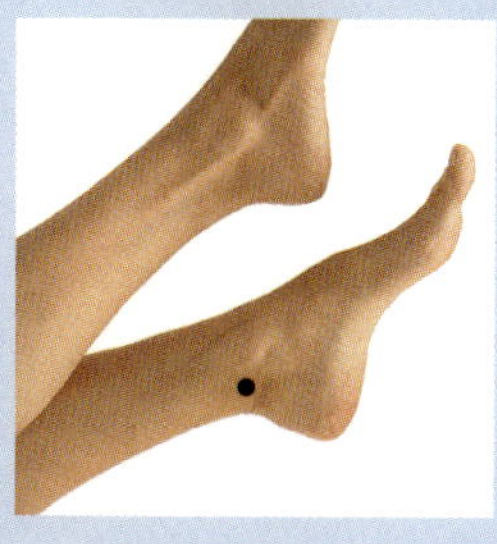

Ni 3 Großer Schluchtenbach

◆ Lage: In der Vertiefung zwischen der höchsten Erhebung des Innenknöchels und der Achillessehne.

◆ Stimulierung: 30 Sekunden mittelfest kreisend drücken.

Erschöpfung

Ursachen:

Die Ursachen für Energiemangel und Müdigkeit sind vielfältig: falsche Nahrung, psychische Probleme im Privatleben und im Beruf, mangelnde Bewegung, gerade überstandene oder chronisch verlaufende Krankheiten – kurz: Eine ungesunde Lebensweise und Stress jeglicher Art können unsere Energiereserven ausleeren. Oft sind dabei mehrere Faktoren gleichzeitig wirksam. Auch die Einnahme bestimmter Medikamente wie Antiallergika, Antirheumatika und Psychopharmaka kann zu Müdigkeit führen.

Nach einer kurzzeitigen geistigen oder körperlichen Anstrengung können wir unsere Batterien meist rasch wieder auffüllen. Wirken aber mehrere Stressfaktoren längere Zeit auf uns ein, kann dies zu ernsten Erschöpfungszuständen führen, bis hin zum so genannten Burn-out-Syndrom. Dieses gehört unbedingt in die Behandlung eines kompetenten Fachmannes.

Auch wenn kürzere Erschöpfungszustände regelmäßig wiederkehren, sollten Sie dies als ein Alarmsignal Ihres Körpers ansehen, der Ihnen mitteilen will, dass Sie mehr auf sich achten und anders mit Ihrem Energiehaushalt umgehen müssen.

Lassen Sie sich im Zweifelsfall von einem Arzt oder Heilpraktiker gründlich untersuchen und abklären, ob nicht eine ernste Krankheit hinter den Erschöpfungszuständen steckt.

Akupressur kann in allen Fällen vitalisierend wirken. Sie sollten die angegebenen Punkte allerdings nicht zu häufig stimulieren, da Sie sonst auf Dauer Ihre Energiespeicher noch weiter entleeren könnten.

Akupressur:

Setzen Sie sich mit geradem Rücken hin, reiben Sie die Handflächen gegeneinander warm und legen Sie Ihre Hände übereinander auf den Bauchnabel. Umkreisen Sie diesen 3 Minuten lang mit leichtem Druck im Uhrzeigersinn. Atmen Sie ruhig, tief und gleichmäßig.
Drücken Sie Di 4, Drei E 6 und Ma 36 (s. nä. Seite). Massieren Sie von KG 17 bis 21 (s. nä. Seite) sanft aufwärts. Jetzt stimulieren Sie die Punkte Mi 6 und Ni 16 (s. nä. Seite). Streichen Sie nun mehrmals mit den Handflächen über Stirn und Nasenrücken bis zum Unterkiefer und über die Wangen zurück zur Stirn. Anschließend den Nacken abwärts reiben. Lassen Sie einen Partner den Muskelstrang neben der Wirbelsäule mit den Daumenkuppen mehrmals abwärts massieren. Empfindliche Punkte kurz akupressieren. Zum Schluss reiben Sie kräftig den Mittelfinger und den kleinen Finger.

Das hilft zusätzlich:

Meiden Sie abends rohes Obst oder Gemüse, da es nachts leicht gärt, die Leber belastet und somit den Schlaf stört. Planen Sie mindestens eine halbe Stunde Bewegung in Ihren Tag ein. Entspannungstechniken wie Autogenes Training, Meditation oder die Progressive Muskelentspannung nach Jacobson lassen Sie zur Ruhe kommen und sorgen für neue Kraft.

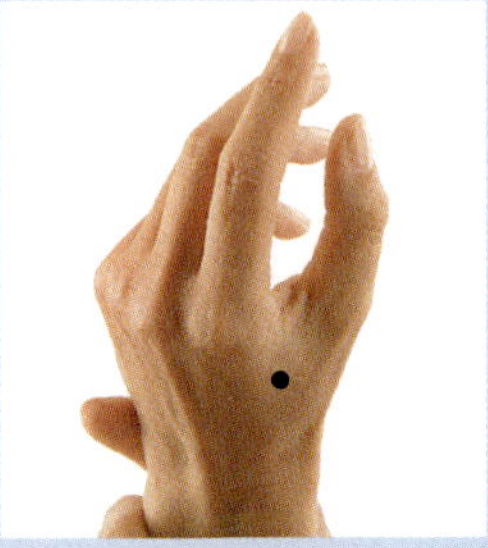

Di 4 Talgrund

◆ Lage: Legt man den Daumen an den Zeigefinger, liegt der Punkt unterhalb der höchsten Stelle des entstandenen Muskelbauches, im oberen Drittel genau zwischen dem Daumen- und Zeigefingermittelhandknochen.

◆ Stimulierung: Die Daumenkuppe anlegen und den Punkt 30 Sekunden kräftig nach unten in Richtung Zeigefinger drücken. Den Druck während der Ausatmung verstärken. Zum Abschluss 30 Sekunden sanft kreisend massieren. Allgemein beruhigend und krampflösend. Nicht in der Schwangerschaft!

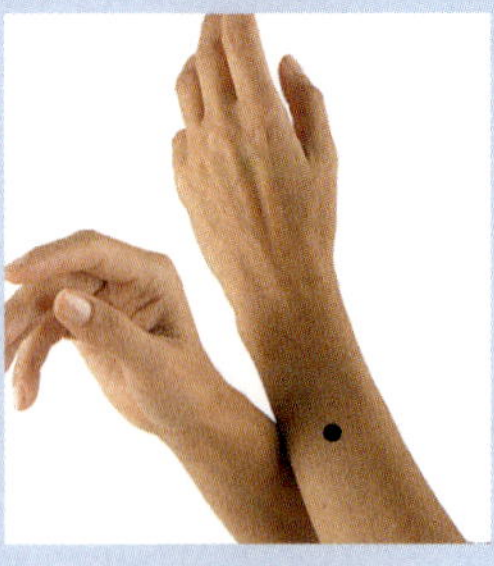

Drei E 6 Abzweigender Kanal

◆ Lage: 3 Cun oberhalb der Handgelenksfalte, auf der oberen Seite des Unterarms, in der Mitte zwischen Elle und Speiche.

◆ Stimulierung: Etwa 30 Sekunden mit der Daumenkuppe mittelstark in Richtung Oberarm drücken. Sehr guter Energiespender.

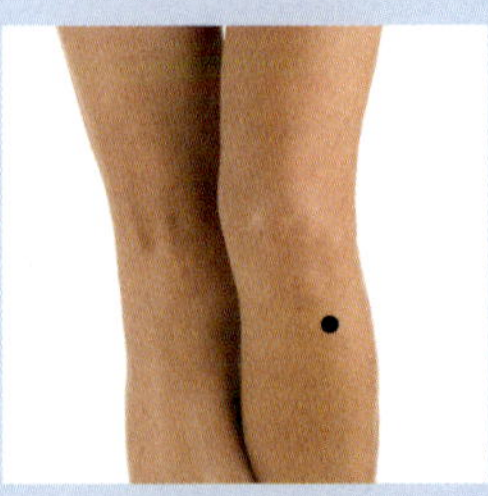

Ma 36 Göttlicher Gleichmut

◆ Lage: 3 Cun unter dem Kniegelenkspalt, nahe am Schienbein. Legen Sie den Handteller mit leicht gespreizten Fingern auf die Kniescheibe. Dort, wo sich die Kuppe des Ringfingers befindet, liegt der Punkt.

◆ Stimulierung: Drücken Sie den Punkt 30 Sekunden fest mit der Daumenkuppe. Anschließend reiben Sie ihn 1 Minute lang kräftig in Richtung Fuß. Wirkt kräftigend und psychisch ausgleichend. Nicht im letzten Schwangerschaftsdrittel!

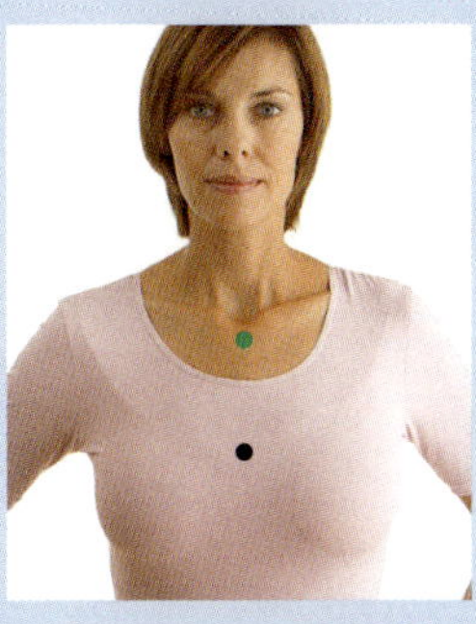

KG 17 Mitte der Brust

◆ Lage: In der Mitte des Brustbeins, im vierten Zwischenrippenraum. Bei Männern auf Höhe der Brustwarzen.

◆ Stimulierung: Mit der Daumenkuppe nicht fest etwa 1 Minute lang kreisend drücken. Die Manipulation soll nicht unangenehm sein. Nicht in der Schwangerschaft!
Massieren Sie anschließend mit der Daumenkuppe die Brustbeinmitte nach oben bis zu dem Punkt KG 21, in der Mitte des oberen Brustbeinrandes.

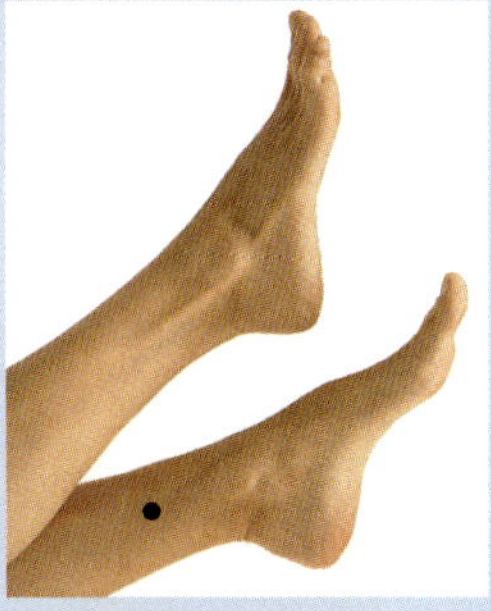

Mi 6 Kreuzung der drei Yinbahnen

◆ Lage: Etwa 3 Cun oberhalb der höchsten Erhebung des Innenknöchels, an der Hinterkante des Schienbeins.

◆ Stimulierung: Mit mäßigem Druck etwa 1 Minute kreisend massieren. Nicht in der Schwangerschaft!

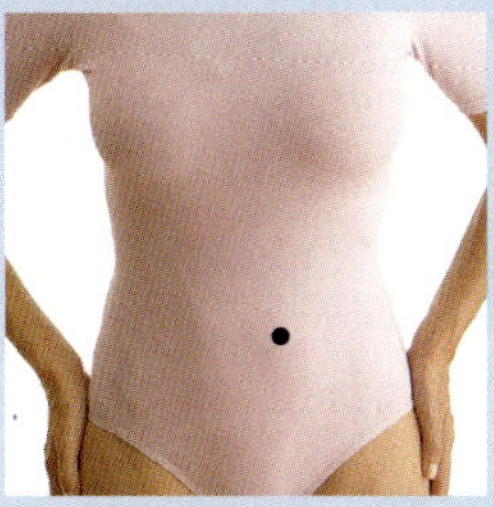

Ni 16 Mitte des Zusammenflusses

◆ Lage: ½ Cun seitlich des Nabels.

◆ Stimulierung: Mit zwei Fingerkuppen sanft kreisend und nicht fest 1 Minute lang stimulieren.
Nicht in der Schwangerschaft!

Heuschnupfen

Ursachen:

Bei Heuschnupfen kommt es aufgrund einer Überreaktion des körpereigenen Immunsystems auf bestimmte Blütenpollen zu heftigem Schnupfen mit starkem Niesreiz und wässrig laufender Nase. Einige Betroffene haben auch Halsschmerzen und Juckreiz am Gaumen. Oft sind dazu die Augen gerötet, jucken und brennen oder schwellen zu.

Meist beginnt Heuschnupfen schon im Kindesalter, zunehmend häufiger aber auch erst im Erwachsenenalter. In ungünstigen Fällen kann es sogar sein, dass mit der Zeit die Bronchien beeinträchtigt werden und sich allergisches Asthma entwickelt.

Die meisten Therapien dauern lange Zeit und erfordern die aktive Mitwirkung des Patienten. Akupressur vermag oft die akuten Beschwerden zu lindern.

Akupressur:

Um den Niesreiz zu lindern, akupressieren Sie kräftig Di 20 und Di 19 sowie Ex 3 und Ex 8 (s. rechts). Letzterer hilft auch besonders bei allergischen Augenbeschwerden, genauso wie Bl 2 (S. 23) und Ex 4 (S. 71).

Di 4 (s. rechts) hat eine kräftige antiallergische Wirkung auf die Nase. Die Kombination mit Ma 44 (S. 57) behebt eine Stauung im Hals-Nasen-Bereich mit Halskratzen.

Di 1 (S. 35) ist nützlich bei Entzündungen im Gesichts-, Mund- und Rachenbereich.

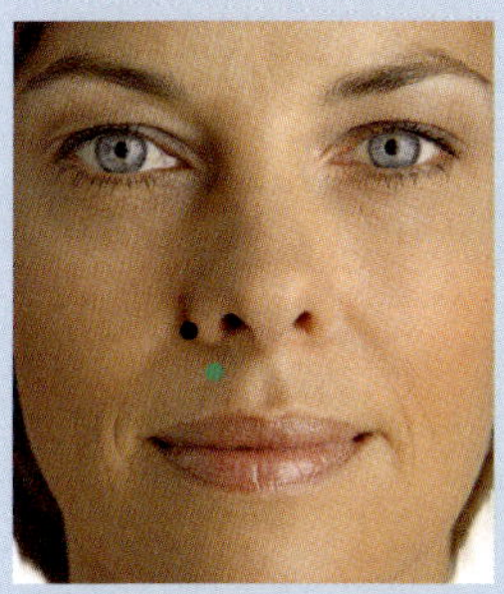

Di 20 Die Düfte empfangen

◆ Lage: Unmittelbar neben dem unteren seitlichen Nasenflügelrand.

◆ Stimulierung: 30–60 Sekunden mit verträglichem kreisendem Druck behandeln.

Di 19 Getreide-Knochenloch des Mundes

◆ Lage: Über der Oberlippe, etwas unterhalb des seitlichen Nasenlochrandes.

◆ Stimulierung: Etwa 30 Sekunden eher kräftig nach oben drücken.

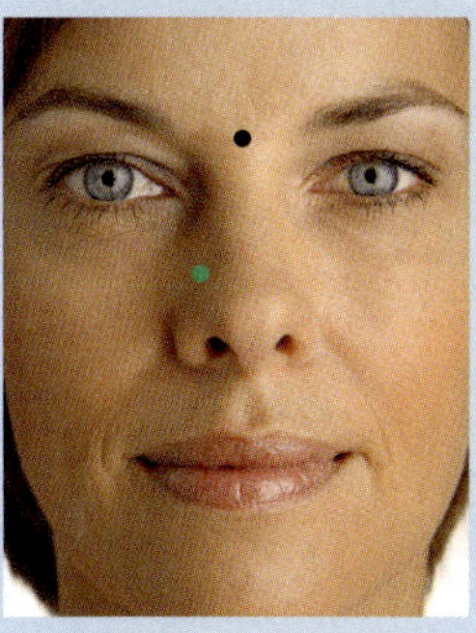

Ex 3 Siegelhalle

◆ Lage: Genau zwischen den Augenbrauen, auf Höhe der Nasenwurzel.

◆ Stimulierung: 30 Sekunden kräftig abwärts massieren.

Ex 8 Durchgängige Nase

◆ Lage: Seitlich am Übergang des Nasenknochens zum Nasenknorpel.

◆ Stimulierung: Etwa 30–60 Sekunden lang kräftig drücken.

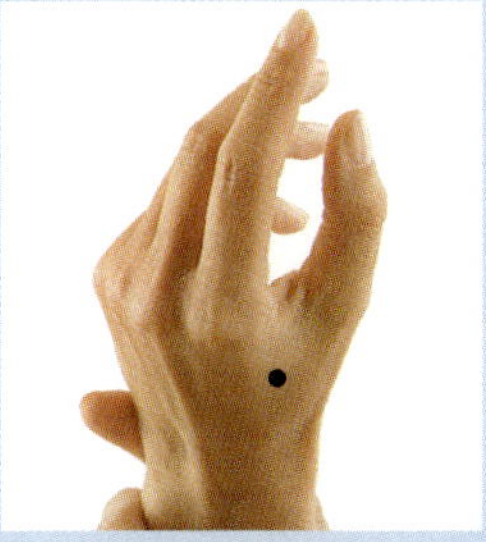

Di 4 Talgrund

◆ Lage: Legt man den Daumen an den Zeigefinger, liegt der Punkt unterhalb der höchsten Stelle des entstandenen Muskelbauches, im oberen Drittel genau zwischen dem Daumen- und Zeigefingermittelhandknochen.

◆ Stimulierung: Die Daumenkuppe anlegen und den Punkt 30 Sekunden kräftig nach unten in Richtung Zeigefinger drücken. Den Druck während der Ausatmung verstärken. Nicht in der Schwangerschaft!

Husten, Bronchitis

Ursachen:

Husten ist ein natürlicher Reflex des Körpers, mit dessen Hilfe er versucht, sich von Fremdkörpern, Staub, Rauch oder Schleim zu befreien.

Zu einer akuten Bronchitis kommt es meist im Rahmen einer Infektion, besonders häufig im Herbst und Winter. Mögliche Begleiterscheinungen sind leichtes Fieber, Schnupfen, Halsschmerzen oder Kopfschmerzen. Der Hustenreiz entsteht, da die Bronchien durch die Entzündung besonders empfindlich sind. Bei starken Hustenattacken kann dann der ganze Brustkorb schmerzen. Nach einigen Tagen wird in den Bronchien vermehrt Schleim gebildet. Zäher Schleim sollte durch ausreichende Flüssigkeitszufuhr und entsprechende Hausmittel (s. u.) oder Medikamente verflüssigt werden, damit er besser abgehustet werden kann. Heilt eine akute Bronchitis nicht spätestens innerhalb von 2 Wochen aus, suchen Sie bitte einen Arzt oder Heilpraktiker auf. Sofort zum Arzt müssen Sie, wenn sich der Husten verschlimmert, denn dann besteht die Gefahr einer bakteriellen Zweitinfektion oder gar einer Lungenentzündung, die unbedingt mit Antibiotika behandelt werden müssen.

Viele Menschen leiden heute an chronischer Bronchitis. Ihr Entstehen wird durch Rauch, Staub und schädliche Abgase gefördert. Die Ursachen einer chronischen Bronchitis gehören genauestens untersucht, da auch schwere Krankheiten dahinterstecken können.

Akupressur vermag den bei Bronchitis häufig quälenden Hustenreiz zu lindern und die Heilung der gereizten Bronchialschleimhaut zu fördern.

Akupressur:

Bei allen Atemwegserkrankungen ab Brustbeinmitte (KG 17) bis zum Brustbeinende (KG 21) mehrmals aufwärts massieren und die Punkte KG 17 und 21 akupressieren (s. nä. Seite).
Lu 9 und Lu 8 sowie Lu 2 und Lu 1 sind hervorragend zur Behandlung von Bronchitis geeignet. Lu 9 und Lu 8 sollten allerdings nicht zu fest und zu lange gedrückt werden, weil direkt darunter eine Arterie verläuft.
Stimulieren Sie anschließend Ni 25, Ni 26 und Ni 27 sowie Lu 3 und Lu 4 (s. nä. Seite). Der Punkt Lu 4 hilft auch oft bei Reizhusten.
Lassen Sie zum Abschluss der Hustenbehandlung einen Partner mit den Daumenkuppen mehrmals den Muskelstrang neben der Wirbelsäule abwärts massieren und dabei Bl 12 und Bl 13 (s. nä. Seite) akupressieren.

Das hilft zusätzlich:

Trinken Sie grundsätzlich viel warme Flüssigkeit, am besten heiße Hustentees. Eibisch und Huflattich wirken reizlindernd, Huflattich wirkt zudem schleimlösend. Krampflösende Heilkräuter sind Thymian und Efeu. Liegt keine Temperaturerhöhung vor, können Sie, um Schleim zu lösen, auch Kartoffel- oder Heublumenwickel auflegen. Nützlich sind außerdem Einreibungen mit ätherischem Eukalyptusöl oder einem handelsüblichen Bronchialbalsam. Bei chronischer Bronchitis haben sich warme Wickel bewährt.

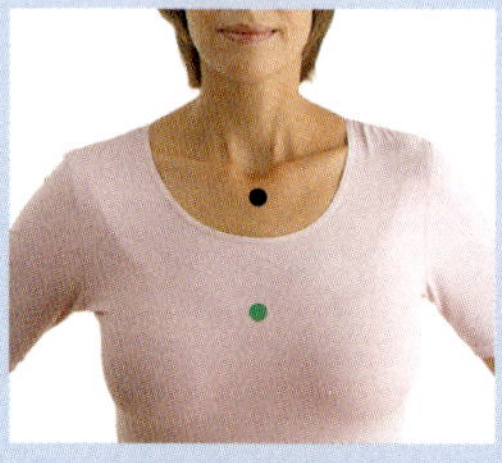

KG 21 Wundervolle Jadeperle

◆ Lage: In der Mitte des oberen Brustbeinendes.

◆ Stimulierung: Nicht zu fest und leicht kreisend etwa 1 Minute lang massieren.

KG 17 Mitte der Brust

◆ Lage: In der Mitte des Brustbeins, im vierten Zwischenrippenraum. Bei Männern auf Höhe der Brustwarzen.

◆ Stimulierung: Mit der Daumenkuppe nicht zu fest etwa 1 Minute lang kreisend drücken.

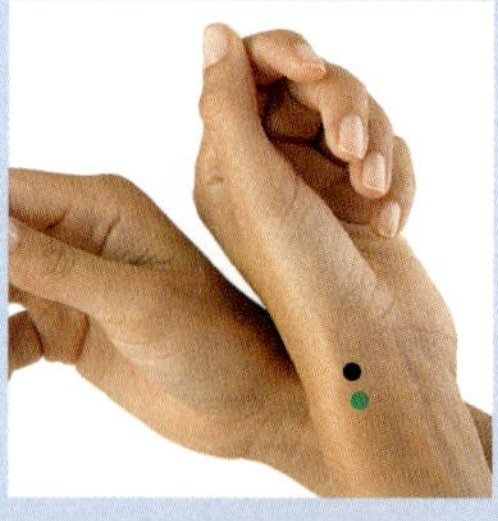

Lu 9 Äußerst tiefes Wasser

◆ Lage: Am daumenseitigen Ende der Handgelenksbeugefalte.

◆ Stimulierung: Gleichmäßig 30 Sekunden nicht zu fest drücken.

Lu 8 Meridian-Rinne

◆ Lage: Der Punkt liegt 1 Cun von Lu 9 in Richtung Ellbogenfalte.

◆ Stimulierung: Gleichmäßig 30 Sekunden nicht zu fest drücken.

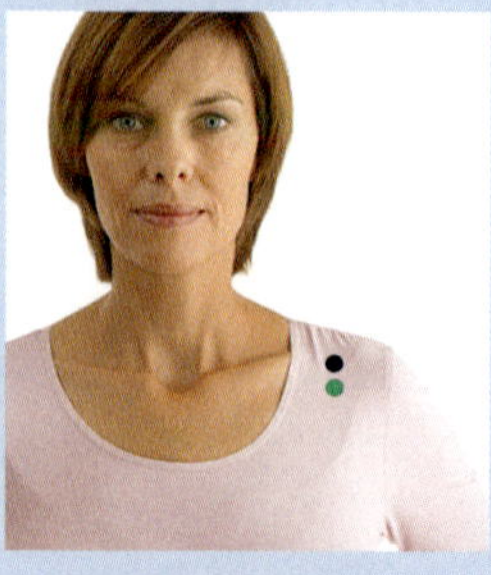

Lu 2 Wolkenpforte

◆ Lage: 6 Cun seitlich der Körpermittellinie, direkt unter dem Schlüsselbein.

◆ Stimulierung: Etwa 1 Minute lang nicht zu fest massieren.
Nicht in der Schwangerschaft!

Lu 1 Residenz der Mitte

◆ Lage: 6 Cun seitlich der Körpermittellinie und 1 Cun unterhalb des Schlüsselbeins.

◆ Stimulierung: Etwa 1 Minute lang nicht zu fest massieren. Alarmpunkt der Lunge.

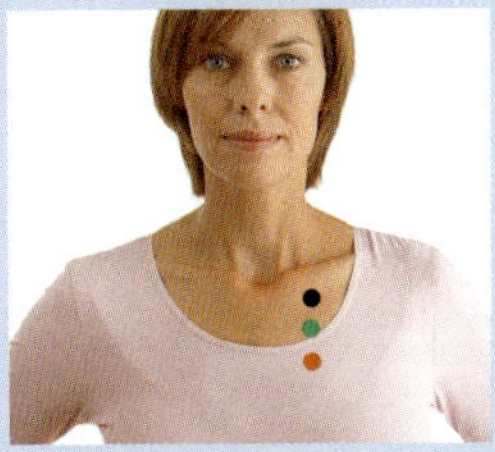

Ni 27 Yu-Punkt des Palastes

- **Lage:** 2 Cun seitlich der Körpermittellinie, direkt unter dem Schlüsselbein.
- **Stimulierung:** Nicht zu fest etwa 30 Sekunden nach oben drücken.

Ni 26 Üppiges Zentrum

- **Lage:** Direkt unter Ni 27, zwischen der ersten und zweiten Rippe.
- **Stimulierung:** Wie Ni 27.

Ni 25 Götter-Speicher

- **Lage:** Direkt unter Ni 27, zwischen der zweiten und dritten Rippe.
- **Stimulierung:** Wie Ni 27.

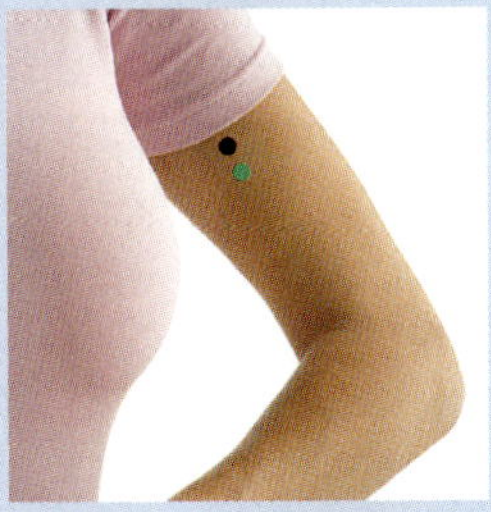

Lu 3 Himmelspalast

- **Lage:** 6 Cun über der Ellbogenbeugefalte, am seitlichen Rand des Bizepsmuskels.
- **Stimulierung:** 30 Sekunden drücken.

Lu 4 Das Weiße einzwängen

- **Lage:** 1 Cun unterhalb Lu 3.
- **Stimulierung:** 30 Sekunden eher kräftig drücken.

Nach Stimulierung beider Punkte den Bizeps reiben und lockern.

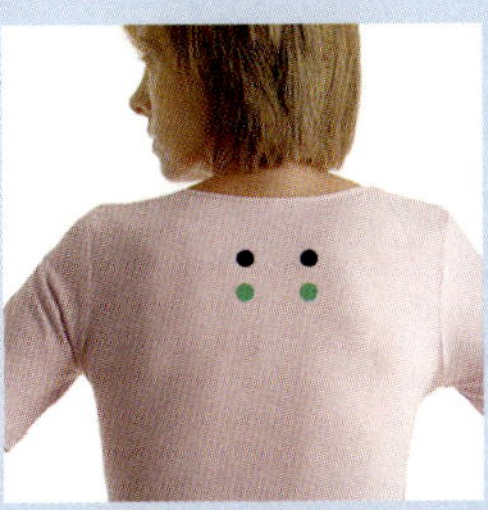

Bl 12 Tor des Himmels

- **Lage:** Auf dem Muskelstrang 1 ½ Cun neben der Wirbelsäule, zwischen dem 2. und 3. Brustwirbel.
- **Stimulierung:** Gleichmäßig und mittelfest 30 Sekunden drücken.

Bl 13 Zustimmungspunkt der Lunge

- **Lage:** Direkt unterhalb Bl 12, zwischen dem 3. und 4. Brustwirbel.
- **Stimulierung:** Gleichmäßig und mittelfest 30 Sekunden drücken.

Knieschmerzen

Ursachen:

Die Kniegelenke sind besonders verletzungs- und verschleißanfällig. Die Abnutzung der Gelenkflächen und Meniskusteile bezeichnet man als Kniearthrose. Wenn sich das Gelenk zusätzlich entzündet, nennt man dies Kniearthritis. Schmerzen des kompliziert aufgebauten Gelenks können auch durch Verletzung der Bänder, Sehnen oder Meniskusteile, besonders nach sportlicher Überforderung, verursacht werden. Ebenso häufig ist ein altersbedingter Verschleiß, der durch Übergewicht beschleunigt wird. Schreitet der Prozess fort, können die Schmerzen bis in den Unterschenkel hinein ausstrahlen.
Die Therapie gehört in die Hände eines erfahrenen Fachmannes. Akupressur kann helfen, die Schmerzen zu lindern.

Akupressur:

Ist das Gelenk nicht entzündet, erwärmen Sie es, indem Sie ein mit heißem Wasser getränktes schweres Handtuch auflegen. Reiben Sie das schmerzende Knie vorn, hinten und seitlich mit der Handfläche, so intensiv, wie Sie es vertragen. Suchen Sie um die Kniescheibe herum die vier schmerzhaftesten Punkte und akupressieren Sie diese – immer vom Knie wegführend.
Anschließend drücken Sie Ma 34 und Ma 35 (s. rechts), Ga 34 (S. 27) und Ma 36 (S. 38) in Richtung Schienbein. Abschließend Ni 10 (s. rechts) drücken.

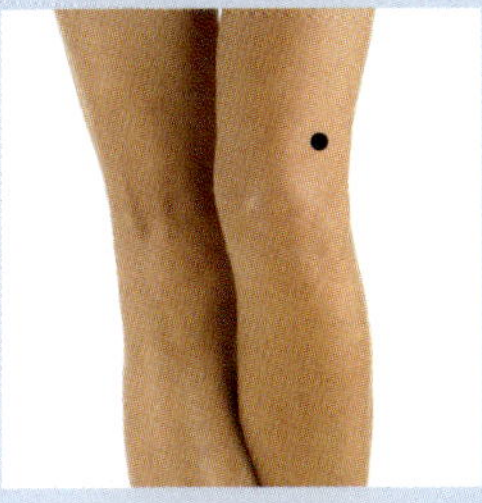

Ma 34 Hügel am balkenförmigen Knochen

◆ Lage: 2 Cun über der oberen und äußeren Ecke der Kniescheibe in Richtung Oberschenkel.

◆ Stimulierung: Fest und mit verträglichem Druck maximal etwa 1 Minute lang akupressieren.

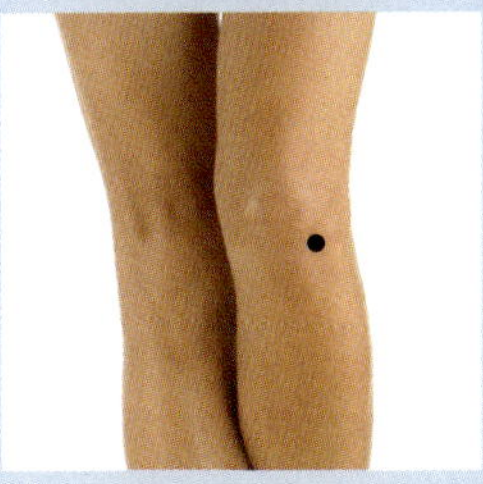

Ma 35 Kalbsnase

◆ Lage: Bei gebeugtem Knie in einer Vertiefung direkt am Unterrand der Kniescheibe.

◆ Stimulierung: Fest und mit verträglichem Druck maximal etwa 1 Minute lang drücken.

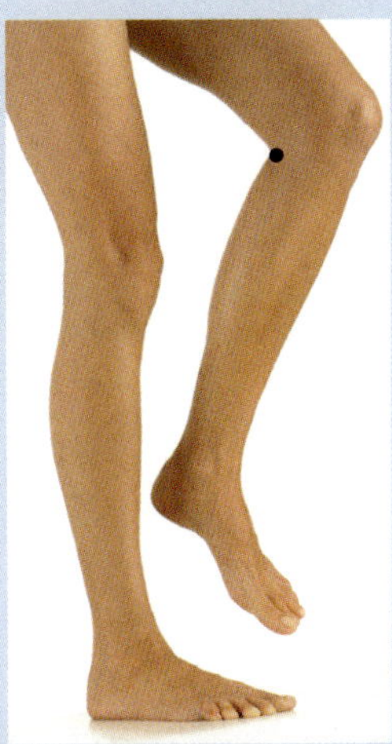

Ni 10 Tal des Yin

◆ Lage: An der Innenseite des gebeugten Knies, am Ende der Kniegelenksbeugefalte, zwischen den zwei Sehnen.

◆ Stimulierung: Nicht fest maximal 1 Minute lang akupressieren.

Konzentrationsschwäche

Ursachen:

Konzentrationsstörungen sind überaus häufig und können in jedem Alter auftreten. Dabei reicht die Palette der Ursachen von chronischem Schlafdefizit, Bewegungsmangel, psychologischen Störungen und Nahrungsmittelunverträglichkeiten über AD(H)S-Syndrom bei Kindern bis hin zu Alzheimer und ernsten organischen Erkrankungen. Daher sollten immer zuerst eine fachmännische Diagnose und Therapie erfolgen.
Ausgenommen davon sind vorübergehende, eventuell stress- oder müdigkeitsbedingte Konzentrationsstörungen und das natürliche Nachlassen der Gedächtnis- und Aufmerksamkeitsleistung bei älteren Menschen. Die Akupressur geeigneter Punkte kann in allen Fällen nützlich sein.

Akupressur:

Massieren Sie zunächst LG 20 (s. rechts) und die Punkte ½ bis 1 Cun seitlich davon. Kneifen Sie anschließend den Punkt KG 6 (s. rechts) mit zwei Fingern, und massieren Sie dann das Konzeptionsgefäß nach oben bis zur Mitte des Brustbeins. Stimulieren Sie Ni 16 (S. 39), Le 14 (s. rechts) und Bl 10 (S. 52).
Zupfen Sie nun kräftig an den Muskeln über Ga 21 (S. 64). Massieren Sie je 20-mal fest die Seiten von Fingern und Zehen vom Nagelfalzwinkel aus nach oben, das stimuliert sämtliche Hauptmeridiane des Körpers.

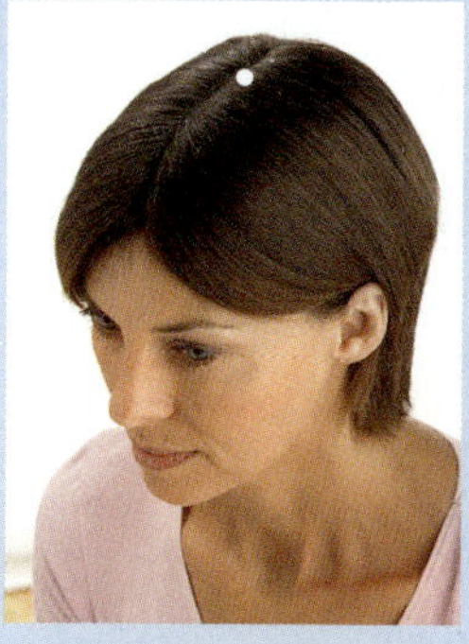

LG 20 Hundert Treffen

◆ **Lage:** Am höchsten Scheitelpunkt, auf dem Mittelpunkt der Verbindungslinie zwischen den beiden Ohrspitzen, in einer kleinen Mulde.

◆ **Stimulierung:** LG 20 sowie die etwa ½ bis 1 Cun davor, dahinter und seitlich davon gelegenen Punkte nicht fest und leicht kreisend etwa 1 Minute lang massieren.
Nicht in der Schwangerschaft!

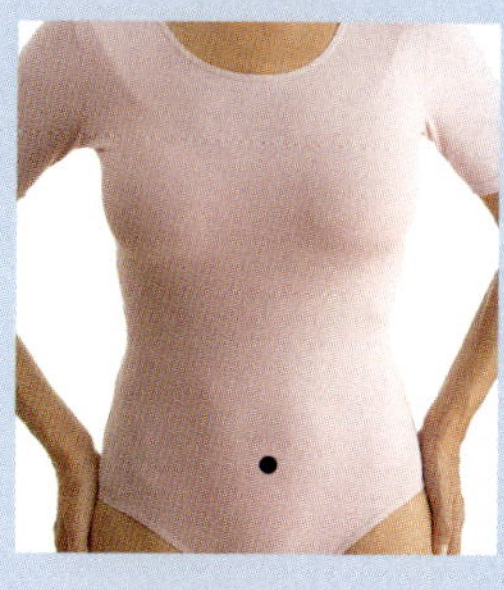

KG 6 Meer der Energie

◆ **Lage:** Etwa 1 Cun unterhalb des Nabels. Bei molligen Menschen etwas tiefer gelegen.

◆ **Stimulierung:** Die Gegend um KG 6 etwa 30 Sekunden lang kräftig zwischen zwei Fingern kneifen. KG 6 ist ein Kräftigungspunkt.
Nicht in der Schwangerschaft!

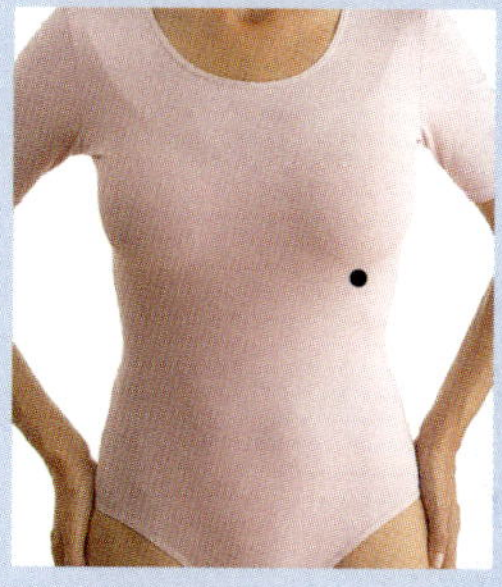

Le 14 Tor einer Periode

◆ **Lage:** 4 Cun seitlich der Körpermittellinie und 6 Cun oberhalb des Nabels, senkrecht unterhalb der Brustwarzen.

◆ **Stimulierung:** Den Punkt mit gut verträglichem Druck eher kräftig und kreisförmig 30–60 Sekunden akupressieren.

Kopfschmerzen, Migräne

Ursachen:

Fast jeder Mensch leidet gelegentlich an Kopfschmerzen. Bei nahezu einem Drittel aller Deutschen sind sie jedoch so stark, dass sie ärztlicher Behandlung bedürfen. Die möglichen Ursachen sind überaus vielfältig: Bluthochdruck, Infektionen, Stoffwechselkrankheiten, Entzündungen, aber auch bestimmte Medikamente, niedriger Luftdruck und Wetterwechsel, unbekömmliches und unregelmäßiges Essen, psychischer Stress oder Schlafmangel. Nicht selten braucht man eine Brille und bemerkt nicht, dass die dauernde Überanstrengung der Augen den Kopfschmerz auslöst.
Am häufigsten ist der so genannte Spannungskopfschmerz. Psychische Belastung, oft gekoppelt mit falscher Körperhaltung und mangelnder Bewegung, führt dabei zu einer Verspannung der Nackenmuskulatur, woraus dann Kopfschmerzen entstehen.
Nicht ganz so häufig wie »gewöhnliche« Kopfschmerzen ist Migräne. Man versteht darunter anfallsweise auftretende pochende Kopfschmerzen, die mehrere Tage lang anhalten können und von Übelkeit, Erbrechen, Lichtempfindlichkeit und Seh- oder Geruchsstörungen begleitet werden.
Wichtig bei jeder Form von Kopfschmerz ist, die genaue Ursache abklären zu lassen! Akupressur (noch besser: Akupunktur) eignet sich sehr gut zur Linderung von akuten Kopfschmerzen.

Akupressur:

Zerreiben Sie zunächst sanft eventuell schmerzhafte Punkte um die Augen und auf der Stirn. Anschließend bei jeder Form von Kopfschmerz Bl 10, Ga 20 und Di 4 (s. nä. Seite) behandeln. Zusätzlich LG 16 (S. 35) drücken und die Nackenlinie bis zum Ohr mehrmals massieren. Behandeln Sie dann je nach Kopfschmerz die im Folgenden angegebenen Punkte.

Bei Migräne und seitlichem Kopfschmerz Drei E 5 (s. nä. Seite) und KS 6 (S. 83) gegeneinander im Zangengriff drücken. Nun Ex 5 (S. 23) leicht stimulieren – bei heftigen Schmerzen nur auf der gesunden Seite! Dann Ga 4, Ga 7 und Ga 8 sowie Ga 41 (s. nä. Seite) und Bl 60 (S. 74) behandeln.

Bei Hinterkopfschmerz Bl 2 (S. 23) nach oben massieren. Dann Ga 14, Bl 67, Drei E 5, Ga 41 (s. nä. Seite) sowie Bl 60 (S. 74) drücken.

Bei Scheitelkopfschmerz Le 3 (S. 57) drücken und LG 20 (S. 83) leicht massieren.

Bei Schmerzen im ganzen Kopf oder in der Stirn die Haut über Ex 3 (S. 23) zwischen Daumen und Zeigefinger zupfen und Ma 44 (S. 35) sowie Bl 60 (S. 74) und Bl 67 (s. nä. Seite) drücken.

Das hilft zusätzlich:

Bewährt hat sich ein belebendes und schmerzableitendes kaltes Armbad: Hände und Unterarme 5 Minuten lang unter fließendes kaltes Wasser halten, anschließend trocken frottieren. Vor der Anwendung sollten Hände und Arme warm sein. Bei Herzerkrankungen das Armbad bitte nur mit ärztlicher Absprache durchführen!

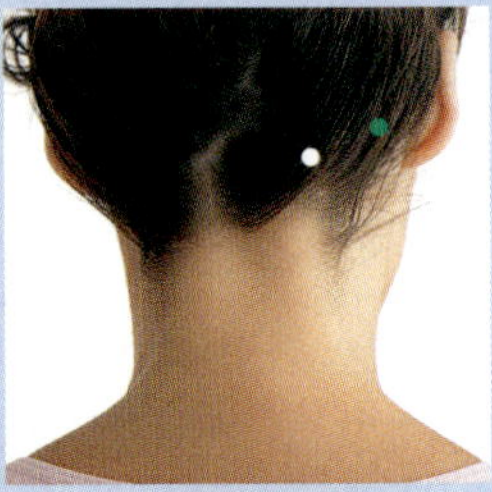

Bl 10 Himmelssäule

◆ Lage: Am Unterrand des Hinterhauptbeins, 1 ½ Cun seitlich der rückwärtigen Körpermittellinie, in einer Vertiefung.

◆ Stimulierung: Mit konstantem kreisendem Druck 30–60 Sekunden lang massieren.

Ga 20 Windteich

◆ Lage: Am seitlichen Unterrand des Hinterhauptbeins, in einer Grube.

◆ Stimulierung: Mit den Daumenkuppen etwa 1 Minute zuerst mittelfest, dann leicht kreisend drücken.

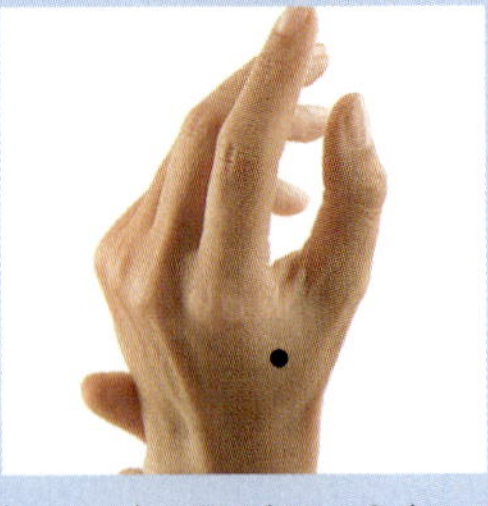

Di 4 Talgrund

◆ Lage: Legt man den Daumen an den Zeigefinger, liegt der Punkt unterhalb der höchsten Stelle des entstandenen Muskelbauches, im oberen Drittel genau zwischen dem Daumen- und Zeigefingermittelhandknochen.

◆ Stimulierung: Mit der Daumenkuppe den Punkt 30 Sekunden nach unten in Richtung Zeigefinger drücken. Den Druck während der Ausatmung verstärken. Dann 30 Sekunden kreisend massieren. Nicht in der Schwangerschaft!

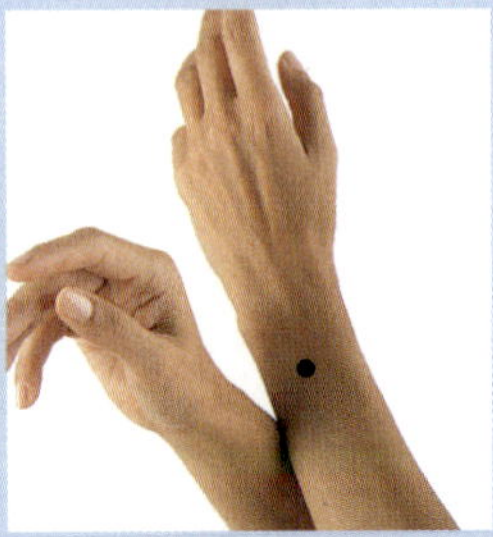

Drei E 5 Passtor des Äußeren

◆ Lage: Auf der Armoberseite, 2 Cun von der Handgelenkbeugefalte in Richtung Ellbogen, in der Mitte der Rille zwischen Elle und Speiche.

◆ Stimulierung: Drei E 5 mit dem Mittelfinger und den auf der Arminnenseite genau gegenüberliegenden KS 6 (S. 83) mit dem Daumen im Zangengriff etwa 30 Sekunden so fest drücken, wie es Ihnen guttut.

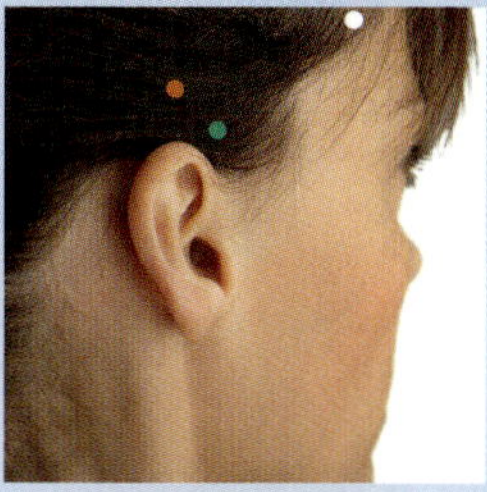

Ga 4 Fülle des Unterkiefers

◆ Lage: Am Schläfenhaaransatz.

◆ Stimulierung: Etwa 1 Minute sehr sanft kreisend drücken, dann um das Ohr herum mit verträglichem Druck 1 Minute lang in Richtung Nacken streichen. Durch die Streichbewegung werden auch Ga 7 und Ga 8 behandelt.

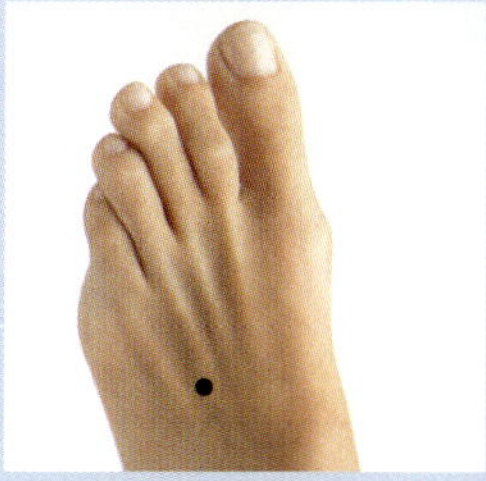

Ga 41 Am Fuß den Tränen nahe

◆ Lage: Auf dem Fußrücken, zwischen dem 4. und 5. Mittelfußknochen, im Winkel vor den Fußwurzelknochen.

◆ Stimulierung: 30 Sekunden mittelfest drücken, dann kreisend in Richtung Zehen massieren.

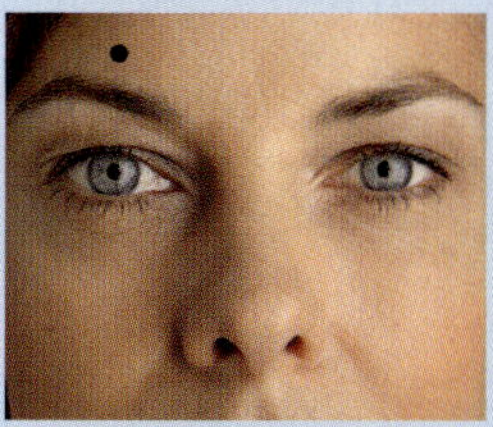

Ga 14 Das Weiße vom Yang

◆ Lage: Wenn man geradeaus blickt, liegt der Punkt genau senkrecht über der Pupille, 1 Cun oberhalb der Augenbrauen.

◆ Stimulierung: 30–60 Sekunden leicht kreisend drücken.

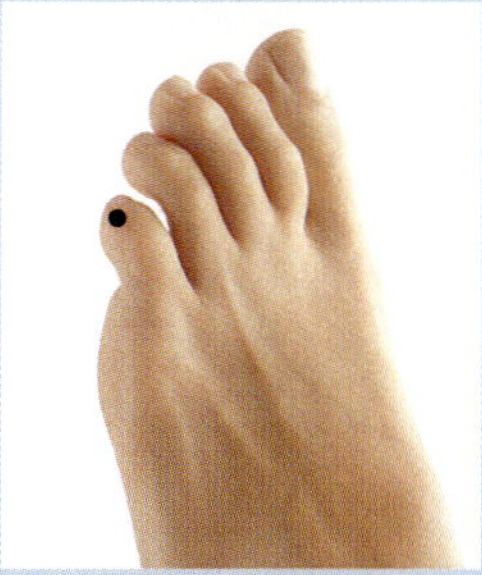

Bl 67 Erreichen des Yin

◆ Lage: Neben der unteren äußeren Ecke des Nagelfalzwinkels der kleinen Zehe.

◆ Stimulierung: 30 Sekunden kräftig mit dem Fingernagel drücken. Nicht in der Schwangerschaft!

Magenschmerzen, Gastritis

Ursachen:

Magenschmerzen entstehen in der Regel nach hemmungslosen Schlemmereien, durch Infektionen, verdorbene Lebensmittel oder auch die Einnahme bestimmter Medikamente. Die Magenschleimhaut ist dann mehr oder weniger stark gereizt. Typische Beschwerden sind Völle- und Druckgefühl im Oberbauch bis hin zu krampfartigen Schmerzen, Appetitverlust, Übelkeit, Erbrechen, saurem Aufstoßen und Sodbrennen.

Hinter Magenschmerzen kann auch eine Entzündung der Magenschleimhaut (Gastritis) stecken. Diese wird begünstigt durch reizend wirkende Getränke wie Alkohol, Tee und Kaffee sowie übermäßigen Konsum von Nikotin. Bei nahezu jeder Magenschleimhautentzündung sind psychische Faktoren zumindest eine wichtige Mitursache. Oft ist auch das Bakterium Helicobacter pylori an der Entstehung beteiligt. Eine Gastritis kann außerdem durch den Rückfluss von Gallensaft aus dem Dünndarm in den Magen ausgelöst werden.

Ursachenabklärung und Behandlung sind von einem erfahrenen Arzt oder Heilpraktiker durchzuführen. Akupressur dient lediglich der Beschwerdelinderung.

Akupressur:

Massieren Sie die Mittellinie des Körpers ab 2 Cun unterhalb der Brustbeinspitze bis eine Handbreit unterhalb des Nabels weich mehrmals mit den Daumen oder Hand-

flächen abwärts. KG 12 (S. 21) dabei sanft behandeln. Dann mehrmals ab der vorigen Ausgangsstelle den Rippenbogen entlangstreichen, bis zum Punkt Ga 25 (s. nä. Seite). Anschließend massieren Sie von der Mitte des Rippenbogens senkrecht den Magenmeridian hinab bis zum Punkt Ma 25 (s. nä. Seite) und von dort weiter bis etwa eine Handbreit unterhalb des Nabels. Akupressieren Sie sanft Ma 25. Legen Sie dann beide Handflächen genau unterhalb des Nabels auf und führen Sie mit leichtem Druck im Uhrzeigersinn 30 Kreisbewegungen aus. Nun Le 14 behandeln (s. nä. Seite), dann zur Harmonisierung des Magens Ma 36 (S. 78) stimulieren.
Bei Krämpfen drücken Sie die Kombination aus Ma 36 (S. 78) und Le 3 (s. nä. Seite).
Bei akuter Gastritis behandeln Sie die Punkte Ma 45 und Ma 44 (s. nä. Seite).
Gegen Übelkeit stimulieren Sie Le 14 (s. nä. Seite).
Lassen Sie zum Abschluss einen Partner neben der Wirbelsäule entlang von der Höhe des Unterrandes der Schulterblätter bis zum Punkt Bl 21 (s. nä. Seite) mehrmals abwärts massieren.

Das hilft zusätzlich:

Ein Kräutertee wirkt beruhigend auf die gereizte Magenschleimhaut: Mischen Sie Kamille, Süßholz und Melisse zu gleichen Teilen. 2 TL pro Tasse mit kochendem Wasser übergießen, 10 Minuten ziehen lassen und über den Tag verteilt 2–3 Tassen trinken.
Sie können auch einen Kaltauszug der Eibischwurzel probieren. Erwärmen Sie ihn auf Zimmertemperatur und nehmen Sie täglich 3 Tassen zu sich.

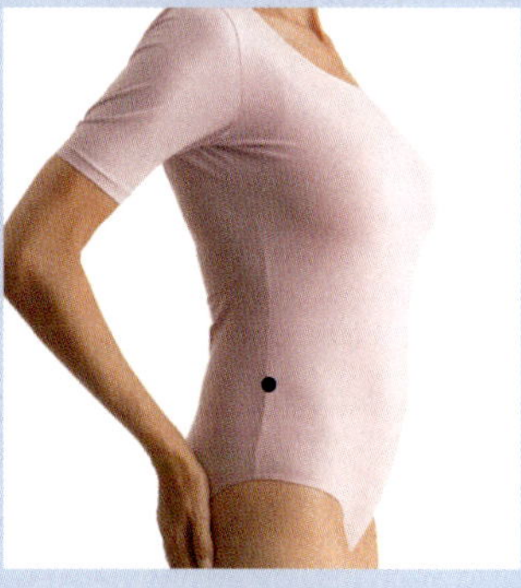

Ga 25 Tor der Hauptstadt

◆ **Lage:** Auf der Körperseite, am Unterrand des freien Endes der untersten Rippe (12. Rippe).

◆ **Stimulierung:** Nicht zu fest etwa 30 Sekunden kreisend drücken.

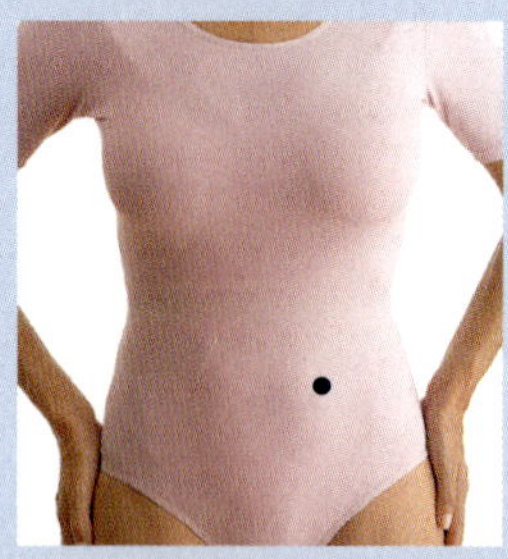

Ma 25 Türangel des Himmels

◆ **Lage:** 2 Cun seitlich des Nabels.

◆ **Stimulierung:** Vorsichtig, da oft druckempfindlich, 1 Minute kreisend behandeln. Alarmpunkt des Dickdarms, daher bei allen akuten Magen-Darm-Problemen geeignet.
Nicht in der Schwangerschaft!

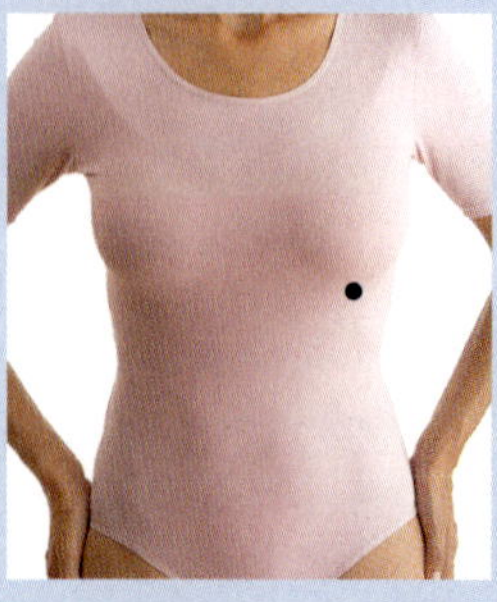

Le 14 Tor einer Periode

◆ **Lage:** 4 Cun seitlich der Körpermittellinie und 6 Cun oberhalb des Nabels. Senkrecht unterhalb der Brustwarzen.

◆ **Stimulierung:** Mit gut verträglichem mittelstarkem Druck kreisförmig 30–60 Sekunden akupressieren.

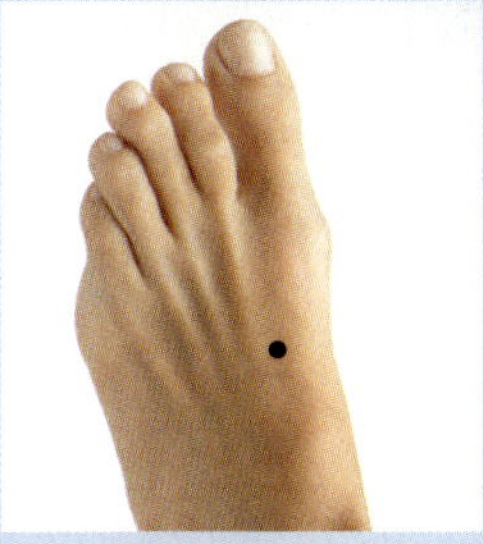

Le 3 Große Verkehrsader

◆ Lage: Im hinteren Winkel der Rille zwischen dem 1. und 2. Mittelfußknochen, vor den Fußwurzelknochen.

◆ Stimulierung: Zunächst den Fußrücken warm reiben, dann kräftig 30 Sekunden in Richtung Fußgelenk drücken, abschließend kreisen. Nicht in der Schwangerschaft!

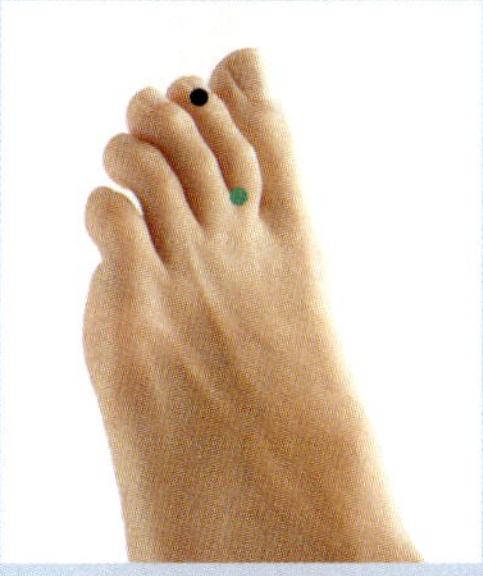

Ma 45 Austausch ungestümer Freude

◆ Lage: Am zur kleinen Zehe gewandten Nagelfalzwinkel der 2. Zehe.

◆ Stimulierung: Kräftig bis zu 30 Sekunden lang drücken. Nicht in der Schwangerschaft!

Ma 44 Innerer Hof

◆ Lage: Zwischen den Grundgelenken der 2. und 3. Zehe, am zum Fuß hin gelegenen Rand der Schwimmhaut, d. h. der dünnen Haut zwischen den Zehen.

◆ Stimulierung: Bei akuter Gastritis 30 Sekunden mittelfest kreisend drücken.

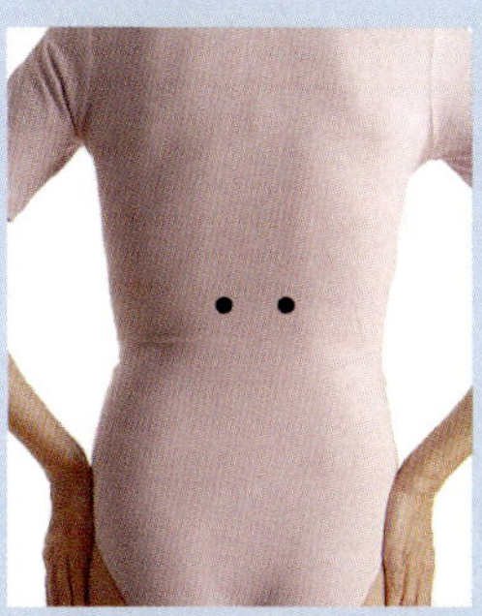

Bl 21 Zustimmungspunkt des Magens

◆ Lage: 1 ½ Cun neben der Wirbelsäule, zwischen 12. Brust- und 1. Lendenwirbel.

◆ Stimulierung: Gleichmäßig 30–60 Sekunden in Richtung Gesäß drücken oder bei großer Empfindlichkeit 20-mal zuerst leicht, dann immer stärker klopfen.

Menstruations-störungen

Ursachen:

Unter dem Begriff »Menstruationsstörungen« fasst man Störungen der Blutungsstärke, der Blutungsdauer und Schmerzen während der Regel zusammen.

Die meisten Menstruationsstörungen sind hormonell bedingt, insofern ist es nicht verwunderlich, dass vor allem junge Frauen darunter leiden, da sich bei ihnen der Hormonhaushalt erst einspielen muss. Auch nach einer Geburt oder nach dem Absetzen der Antibabypille kann es einige Zeit dauern, bis die Hormone wieder ganz im Gleichgewicht sind.

Nicht unterschätzen sollte man den Einfluss der Psyche auf die Hormone: Wenn Sie unter großem Stress stehen, kann es schon einmal sein, dass sich Ihre Regelblutung verändert, verschiebt oder vorübergehend ausbleibt.

Auch Entzündungen oder organische Veränderungen der Gebärmutter wie etwa gutartige Wucherungen sind mögliche Auslöser für Menstruationsbeschwerden.

Da vor allem das Ausbleiben der Blutung auf verschiedene ernste Krankheiten wie Diabetes oder Schilddrüsenerkrankungen hinweisen kann, sollten Sie sich bitte in jedem Fall von einem erfahrenen Gynäkologen untersuchen lassen. Bei starken Schwankungen in Blutungsstärke und Blutungsdauer oder häufigen Schmerzen ist ebenfalls ein Gang zum Arzt angezeigt.

Akupressur kann vor allem die während der Regel auftretenden Unterleibsschmerzen lindern.

Akupressur:

Massieren Sie KG 6 (s. nä. Seite) 3 Minuten lang sanft kreisförmig zuerst in die eine, dann in die andere Richtung. Im Anschluss daran beide Handflächen übereinanderlegen und die Körpermittellinie vom Schambeinrand über den Nabel hinaus nach oben massieren.

Nun Ma 27 und Ma 28 (s. nä. Seite) sowie weitere schmerzhafte Punkte auf dem Unterbauch sanft und gleichmäßig akupressieren. Anschließend Mi 6, Mi 10, Ni 3 und Ni 6 (s. nä. Seite) behandeln.

Als nächsten Schritt bitten Sie einen Partner, den Muskelstrang 1 ½ Cun neben der Wirbelsäule (= den Blasenmeridian) mit den Daumenkuppen ab dem 1. Lendenwirbel mehrmals abwärts zu massieren und dabei schmerzhafte Punkte zu drücken.

Zum Abschluss der Rückenbehandlung sollten Sie noch das Kreuzbein mehrere Minuten lang sanft mit der Handfläche reiben. In Seitenlage können Sie dies auch selbst tun.

Das hilft zusätzlich:

Oft hilft es, einige Tage vor Beginn der Menstruation einen Obst- oder Reistag einzulegen, um den Stoffwechsel zu entlasten. Ein Kräutertee aus Gänsefingerkraut wirkt krampflösend, Schafgarbe schwächt die Regel ab: 2 TL pro Tasse mit kochendem Wasser übergießen, 10 Minuten ziehen lassen und täglich 2–3 Tassen trinken. Ein Vollbad mit Melisse, Lavendel und Schafgarbe vor der Regel beruhigt und entspannt.

Bei einer zu schwachen Blutung sollten Sie ein Fußbad mit allmählich ansteigender Temperatur (heißes Wasser nachgießen) durchführen.

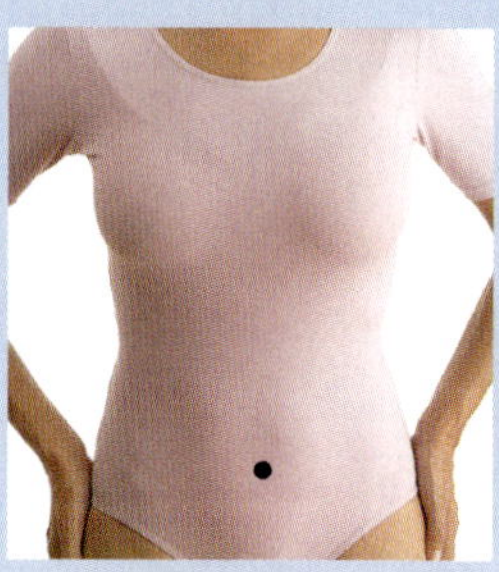

KG 6 Meer der Energie

◆ Lage: Etwa 1 Cun unterhalb des Nabels. Bei molligen Menschen etwas tiefer gelegen.

◆ Stimulierung: Den Punkt mit sanftem Druck kreisend etwa 60 Sekunden stimulieren. Wichtiger Kräftigungspunkt.

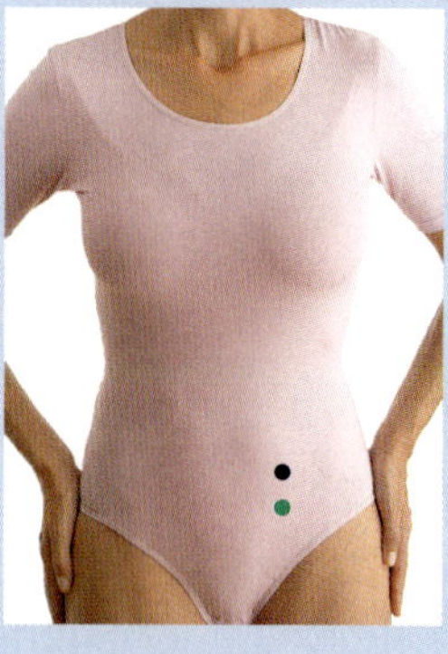

Ma 27 Groß und riesig

◆ Lage: 2 Cun seitlich und 2 Cun unterhalb des Nabels.

◆ Stimulierung: Nicht zu fest etwa 30 Sekunden kreisend drücken. Nicht in der Schwangerschaft!

Ma 28 Wasserweg

◆ Lage: 1 Cun direkt unter Ma 27.

◆ Stimulierung: Wie Ma 27. Nicht in der Schwangerschaft!

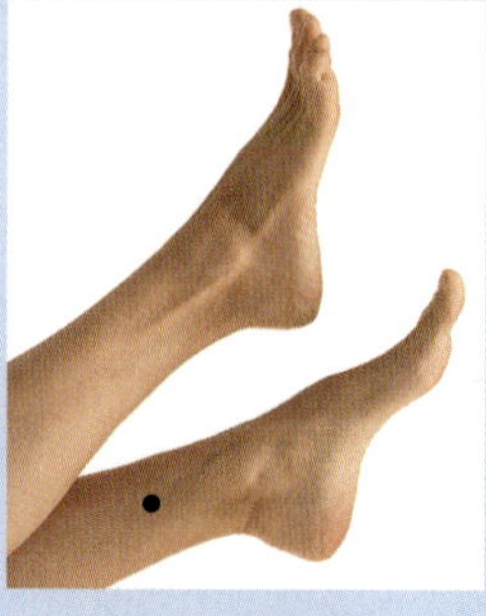

Mi 6 Kreuzung der drei Yinbahnen

◆ Lage: Etwa 3 Cun oberhalb der höchsten Erhebung des Innenknöchels, an der Hinterkante des Schienbeins.

◆ Stimulierung: Die Unterschenkelinnenseite warm reiben, dann den Punkt 1 Minute lang leicht und kreisend drücken. Nicht in der Schwangerschaft!

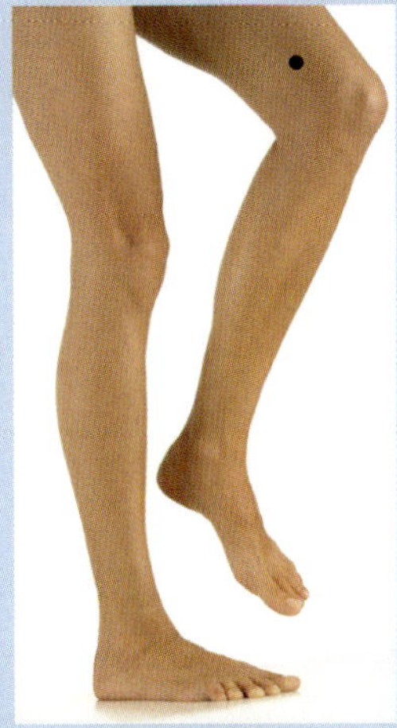

Mi 10 Meer des Blutes

◆ Lage: Bei gebeugtem Knie etwa 2 Cun über dem oberen inneren Kniescheibenrand.

◆ Stimulierung: Den Punkt 30 Sekunden kreisend nicht zu fest drücken.

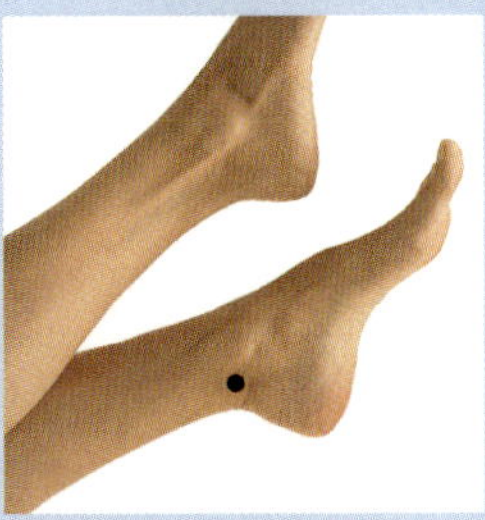

Ni 3 Großer Schluchtenbach

◆ Lage: In der Vertiefung zwischen der höchsten Erhebung des Innenknöchels und der Achillessehne.

◆ Stimulierung: 30 Sekunden kreisend mittelfest drücken.

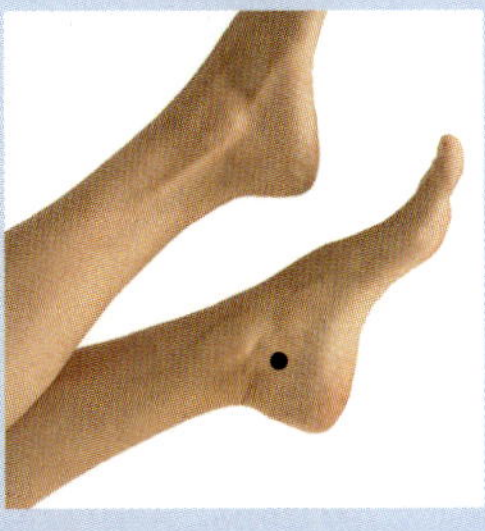

Ni 6 Feuerschein-Meer

◆ Lage: In der Vertiefung unterhalb des Innenknöchels.

◆ Stimulierung: 30–60 Sekunden leicht und kreisend in Richtung Knie drücken.

Nacken-Schulter-Schmerzen

Ursachen:

Fast jeder kennt es: Der Nacken fühlt sich hart und verspannt an, schmerzt, und nicht selten hat man dazu noch heftige Kopfschmerzen. Die häufig bretthartе Nackenmuskulatur wird nicht mehr richtig durchblutet und mit Nährstoffen versorgt, was wiederum zu vermehrter Spannung und Schmerzen führt. Oft ist der gesamte obere Rückenbereich bis hin zu den Schulterspitzen angespannt und druckempfindlich. Man spricht daher auch von Nacken-Schulter-Schmerzen.

In der Regel ruft eine Kombination mehrerer Faktoren die Beschwerden hervor. Häufige Auslöser sind: einseitige, meist sitzende Tätigkeit, eine generell schlechte Körperhaltung, mangelnde Bewegung und Stress beruflicher oder privater Natur.

Treten die Beschwerden akut und nicht sich allmählich verstärkend auf, kann auch eine Wirbelverlagerung im Halsbereich dahinterstecken. Suchen Sie in diesem Fall einen Orthopäden auf.

Reine Schulterschmerzen haben andere Ursachen, zum Beispiel einen Sturz auf die Schulter, eine Zerrung oder Stauchung. Mit zunehmendem Alter sind schmerzhafte Verschleißerscheinungen des Schultergelenks keine Seltenheit. Diese gehen häufig einher mit einer eingeschränkten Beweglichkeit des Arms.

Akupressur dient in allen genannten Fällen der akuten Beschwerdelinderung.

Akupressur:

Zunächst massieren Sie die Nackenlinie entlang in Richtung Ohren und akupressieren dabei Bl 10 und Ga 20 (S. 52). Dann streichen Sie 10-mal sanft den Nacken vom Haaransatz zu den Schultern entlang.
Nun drücken Sie Di 4 (S. 52) kräftig in Richtung Ellbogen und behandeln Ga 21, Drei E 15 und LG 16 (s. nä. Seite). Anschließend suchen Sie die lokalen Hauptschmerzpunkte im Bereich Nacken, Schulter und Schulterblatt auf und behandeln diese – nicht zu fest drücken, sonst kann sich die Spannung als Reaktion noch weiter verstärken! Wenn erforderlich, stimulieren Sie hierbei Bl 11 sowie Dü 15 und Dü 14 (s. nä. Seite).
Bei steifen Schultern massieren Sie einige Male leicht um das Gelenk herum, und drücken dabei vorsichtig schmerzhafte Punkte, in jedem Fall jedoch Di 15 und Drei E 14 (s. nä. Seite). Massieren Sie anschließend Schulterblatt und Schulterblattrand.
Lassen Sie empfindliche Punkte auf dem Muskelstrang neben der Wirbelsäule von einem Partner akupressieren. Zum Abschluss neben der Wirbelsäule entlang mit den Handflächen mehrmals abwärtsstreichen.

Das hilft zusätzlich:

Bei akuten Schmerzen lockern Sie die Muskulatur vor der Akupressur mit Hilfe eines feuchtwarmen Umschlags oder einer heißen Rolle. Für Letztere tauchen Sie ein Handtuch in warmes Wasser, formen es zu einer Rolle, umwickeln diese mit Plastikfolie und legen sie ca. 15 Minuten auf.
Alternativ können Sie auch ein warmes Bad nehmen.

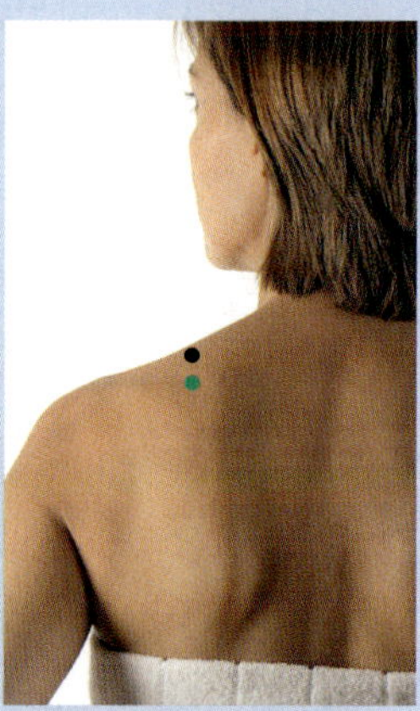

Ga 21 Schulterbrunnen

◆ Lage: Oben auf der Schulter, in der Mitte zwischen Nacken und Schulterblattrand in einer kleinen Vertiefung.

◆ Stimulierung: 30 Sekunden nicht zu fest kreisend drücken, dann den ganzen Bereich leicht mit den Fingern zupfen. Nicht in der Schwangerschaft!

Drei E 15 Himmelsknochenloch

◆ Lage: 1 Cun unter Ga 21 in Richtung Rücken.

◆ Stimulierung: 30 Sekunden gleichmäßig kreisend drücken.

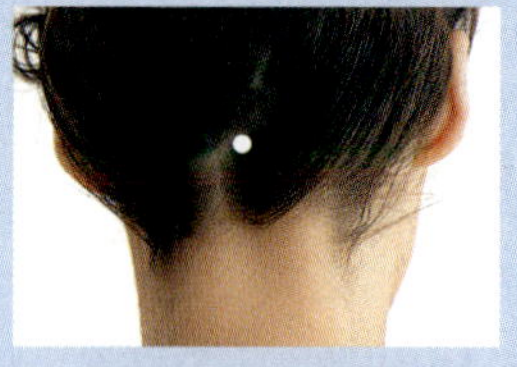

LG 16 Residenz des Windes

◆ Lage: Auf der Körpermittellinie, 1 Cun oberhalb der Nackenhaargrenze, in einer Vertiefung unter dem Vorsprung des Hinterhauptknochens.

◆ Stimulierung: Etwa 30 Sekunden gleichmäßig kreisend und nicht fest mit der Daumenkuppe drücken. Nicht in der Schwangerschaft!

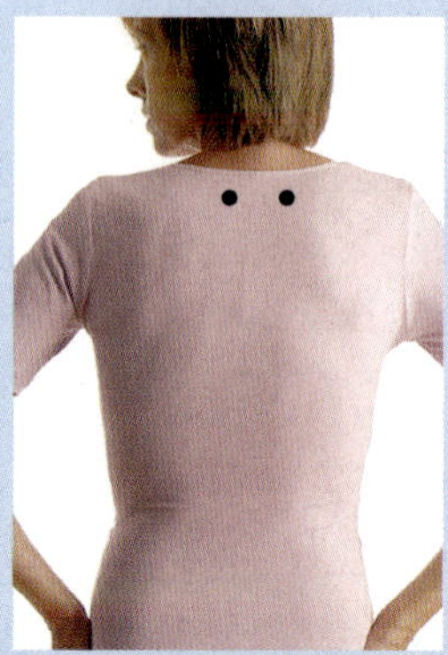

Bl 11 Großes Weberschiffchen

◆ Lage: 1 ½ Cun seitlich des Dornfortsatzes (= die tastbare Erhebung der Wirbelsäule) des 1. Brustwirbels.

◆ Stimulierung: Eher kräftig etwa 30 Sekunden lang drücken.

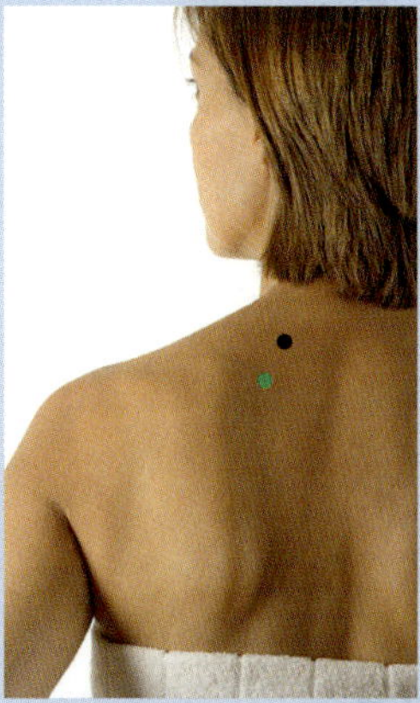

Dü 15 Mittlerer Transportpunkt der Schulter

◆ Lage: 2 Cun seitlich des Dornfortsatzes (= die tastbare Erhebung der Wirbelsäule) des 7. Halswirbels. Dieser Wirbel steht meist etwas vor, wenn man den Kopf beugt, und befindet sich etwa auf Schulterhöhe.

◆ Stimulierung: Mit der Fingerkuppe ca. 30 Sekunden nicht zu fest akupressieren.

Dü 14 Äußerer Transportpunkt der Schulter

◆ Lage: 3 Cun seitlich des Dornfortsatzes des 1. Brustwirbels.

◆ Stimulierung: Wie Dü 15.

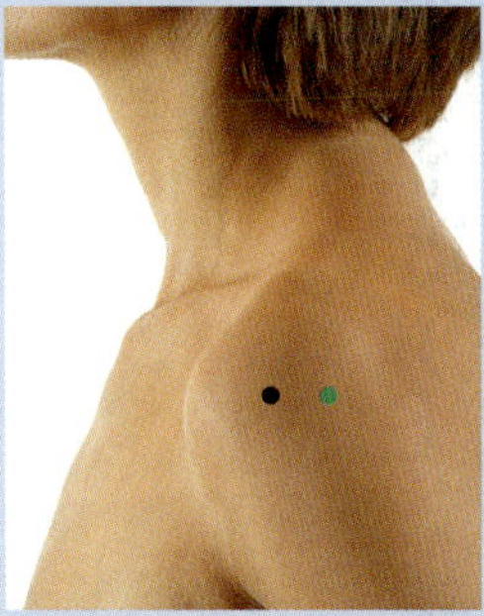

Di 15 Vorderer Schulterknochen

◆ Lage: Auf der Armoberseite des seitlich vom Körper gestreckten Arms, in einem Grübchen unterhalb der Schulterhöhe (= der äußerste Knochen der Schulter, an dem der Arm ansetzt).

◆ Stimulierung: 30 Sekunden gleichmäßig nicht zu fest drücken, dann kreisen.

Drei E 14 Schulter-Knochenloch

◆ Lage: Etwas hinter Di 15 in Richtung Rücken gelegen.

◆ Stimulierung: Wie Di 15.

Nasenbluten

Ursachen:

Die weitaus häufigsten Ursachen für Nasenbluten sind eine trockene Nasenschleimhaut, deren Venen durch einen kratzenden Fingernagel oder bei kräftigem Schnäuzen aufreißen, sowie Anspannung in Stresssituationen. Aber auch ernste Krankheiten wie zu hoher Blutdruck, Arterienverkalkung oder Blutgerinnungsstörungen können Blutungen aus der Nase hervorrufen.
Dringend einen Arzt hinzuziehen müssen Sie, wenn jemand nach einem Unfall mit Kopfverletzung aus der Nase blutet – dann besteht Verdacht auf einen Nasenbein- oder Schädelbruch. Auch anhaltendes starkes Nasenbluten sollte unverzüglich ärztlich untersucht werden.
Akupressur kann bei leichten Formen dieses Symptoms meist rasch helfen.

Akupressur:

Zunächst sollten Sie den Kopf so hoch wie möglich lagern und auf ungehinderte Atmung achten. Versuchen Sie nun, die Nase vorsichtig mit einem sauberen Papiertaschentuch zu verschließen. Kühlen Sie die Nase mit einem Eisbeutel oder legen Sie einen kalten Lappen in den Nacken auf LG 16 (s. rechts).
Drücken Sie diesen Punkt, anschließend fest Bl 10 (S. 52), dann LG 25 (genau in der Mitte der Nasenspitze) stimulieren. Hilfreich ist oft auch die kräftige Akupressur von Di 4 (S. 52), LG 14, Le 3 (s. rechts) und Ma 36 (S. 78).

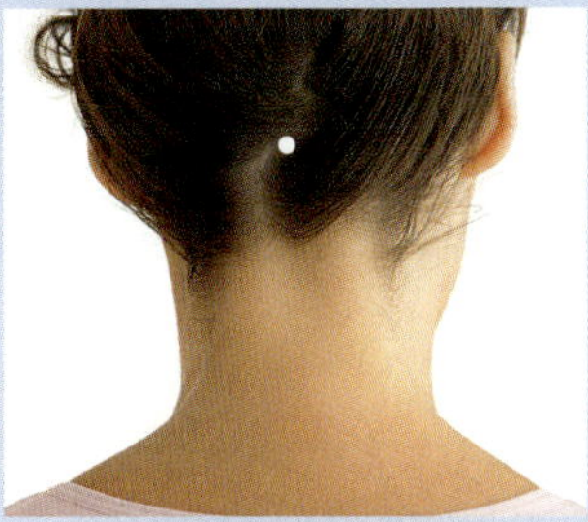

LG 16 Residenz des Windes

◆ Lage: Auf der Körpermittellinie, 1 Cun oberhalb der Nackenhaargrenze, in einer Vertiefung unter dem knöchernen Vorsprung des Hinterhauptknochens.

◆ Stimulierung: Mittelkräftig mit der Daumenkuppe etwa 30–60 Sekunden drücken. Nicht in der Schwangerschaft!

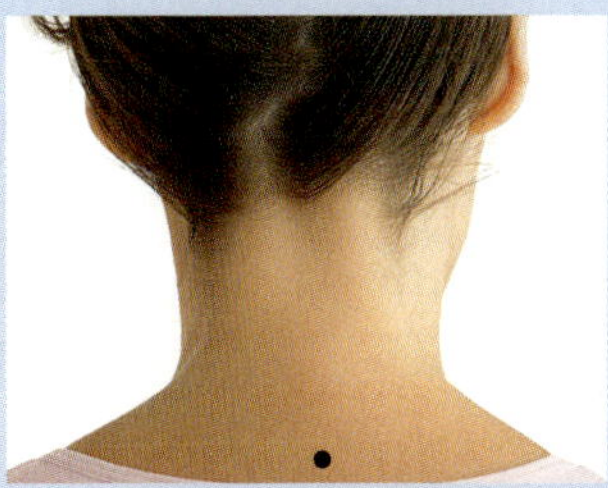

LG 14 Großer Wirbel

◆ Lage: Auf der Mittellinie der Körperrückseite, in der Vertiefung unter dem Dornfortsatz (= die tastbare Erhebung der Wirbelsäule) des 7. Halswirbels. Dieser Wirbel steht meist etwas vor, wenn man den Kopf beugt, und befindet sich etwa auf Schulterhöhe.

◆ Stimulierung: Etwa 30 Sekunden mit übereinandergelegten Zeige- und Mittelfingerkuppen gleichmäßig und nicht zu fest drücken.

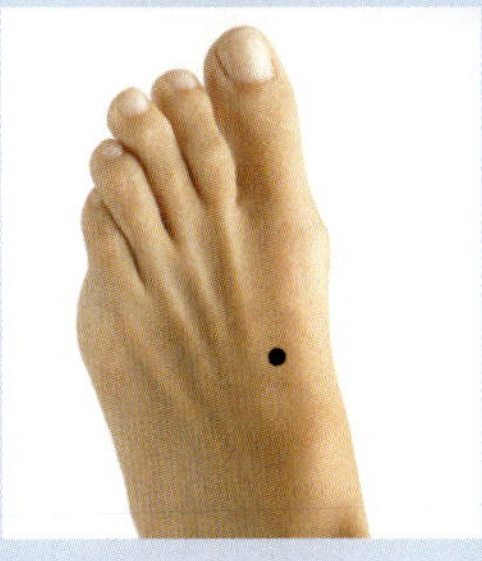

Le 3 Große Verkehrsader

◆ Lage: Im hinteren Winkel der Rille zwischen dem 1. und 2. Mittelfußknochen, vor den Fußwurzelknochen.

◆ Stimulierung: Den Fußrücken kurz warm reiben, dann etwa 30 Sekunden kräftig in Richtung Fußgelenk drücken. Nicht in der Schwangerschaft!

Nasennebenhöhlen-beschwerden

Ursachen:

Die Nebenhöhlen (= Kiefernhöhlen, Stirnhöhlen, Keilbeinhöhlen und Siebbeinzellen) stehen mit der Nasenhöhle durch Öffnungen in Verbindung. Schwellen diese zum Beispiel bei einem Schnupfen zu, kann das in den Nebenhöhlen gebildete Sekret nicht mehr richtig abfließen und es kommt zum Druckgefühl an der Stirn, im Augenbereich oder an den Wangenknochen. Bei einer solchen akuten Nasennebenhöhlenentzündung (Sinusitis) fühlt man sich zudem schwach und müde, es bestehen ein dumpfer Kopfschmerz, eine Behinderung der Nasenatmung und nicht selten verliert man den Geruchssinn. Bei schwerem Krankheitsverlauf kommt es zu Fieber und starken pochenden Schmerzen im Bereich der Nebenhöhlen.

Eine akute Sinusitis tritt meist als Infektion nach einem Erkältungsschnupfen auf. Aber auch ein allergischer Schnupfen kann zur Ausbildung einer Nasennebenhöhlenentzündung führen. Oft sind die Ursachen gekoppelt: Aufgrund eines geschwächten Abwehrsystems und sehr empfindlicher, allergisch vorgeschädigter Schleimhäute kommt es zu einer Erkältung und anschließend zu einer Sinusitis. Heilt eine akute Nasennebenhöhlenentzündung nicht vollständig aus, kann sie chronisch werden.

Für eine erfolgreiche Therapie muss unbedingt vom Arzt abgeklärt werden, ob eine ungünstige Ausformung der Nasenscheidewand besteht oder ob Zahnwurzelvereiterungen im Bereich des Oberkiefers vorliegen, denn diese beiden Faktoren begünstigen eine Sinusitis. Wichtig ist, dass Sie bei jeder stärkeren Entzündung der Nebenhöhlen und ohnehin bei jeder chronischen Entzündung einen Fachmann aufsuchen. Akupressur kann unterstützend die Beschwerden lindern.

Akupressur:

Bei akuten Entzündungen drücken Sie Di 4 (S. 87) fest nach oben. Der Punkt Drei E 17 erleichtert die Nasenatmung (s. nä. Seite). Zusätzlich günstig wirken Bl 10 und Ga 20 (S. 52).
Dazu speziell bei Kiefernhöhlenentzündung: Ma 2 und Ma 3 (s. nä. Seite) abwärtsdrücken, dann die Punkte Di 20 und Di 19 (s. nä. Seite) aufwärts sowie Ex 8 (S. 81) senkrecht drücken.
Speziell bei Stirnhöhlenentzündung: Ex 4 (s. nä. Seite) kreisend stimulieren und Bl 2 (S. 23) nach oben drücken. Dann Ex 3 (s. nä. Seite) nach unten akupressieren. Die Punkte können sehr schmerzempfindlich sein, daher sollten Sie sie nicht zu fest behandeln!

Das hilft zusätzlich:

Meiden Sie Kälte, Nässe und Zugluft sowie rauch- und staubhaltige Atemluft. Auf Schwimmen oder Tauchen sollten Sie verzichten. Trinken Sie viel (Wasser oder Kräutertee), dadurch beugen Sie einer Eindickung des Nasensekrets vor. Führen Sie bei chronischer Sinusitis 2-mal täglich 10 Minuten lang eine Bestrahlung der Höhlen mit einer Infrarotlampe durch, sofern Sie Wärme als angenehm empfinden.

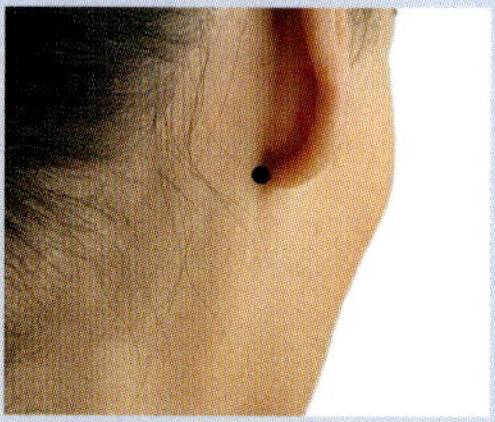

Drei E 17 Schutzschild gegen den Wind

◆ Lage: Hinter dem Ohrläppchen, in einer Grube zwischen dem Warzenfortsatz und dem Unterkieferknochen.
◆ Stimulierung: 30–60 Sekunden konstant leicht kreisend drücken.

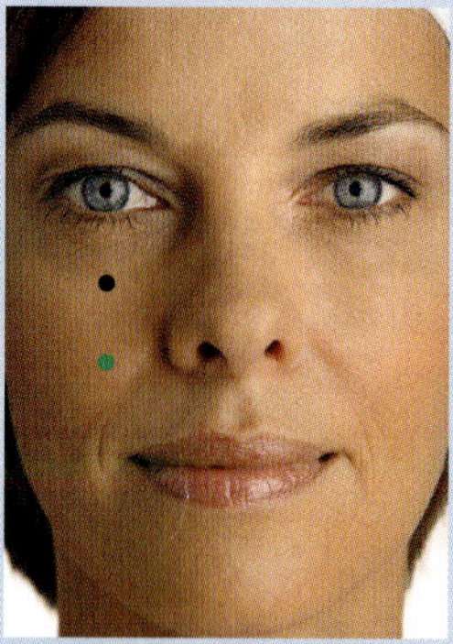

Ma 2 Klar in alle vier Richtungen

◆ Lage: Blickt man geradeaus, liegt der Punkt direkt unterhalb der Pupille, in einer Vertiefung unterhalb der knöchernen Augenhöhle.
◆ Stimulierung: Etwa 30 Sekunden mittelfest abwärtsdrücken.

Ma 3 Riesiges Knochenloch

◆ Lage: Auf Höhe des Nasenflügelunterrands, genau unterhalb Ma 2.
◆ Stimulierung: Wie Ma 2.

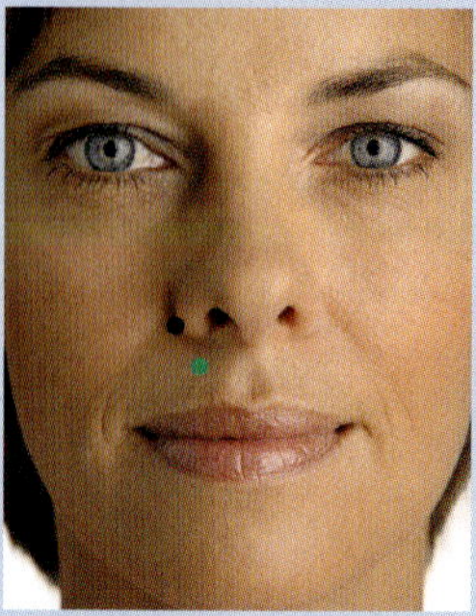

Di 20 Die Düfte empfangen

◆ Lage: Unmittelbar neben dem unteren seitlichen Nasenflügelrand.
◆ Stimulierung: 30 Sekunden mittelfest kreisend drücken.

Di 19 Getreide-Knochenloch des Mundes

◆ Lage: Über der Oberlippe, etwas unterhalb des seitlichen Nasenlochrandes.
◆ Stimulierung: Etwa 30 Sekunden eher kräftig nach oben drücken.

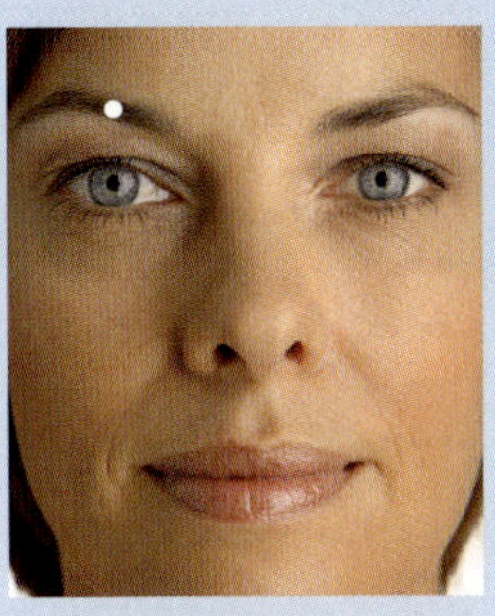

Ex 4 Fisch-Taille

◆ **Lage:** Wenn man geradeaus blickt, liegt der Punkt genau oberhalb der Pupille, in der Augenbraue.

◆ **Stimulierung:** Etwa 30 Sekunden kreisend akupressieren, wenn Ihnen dies guttut.

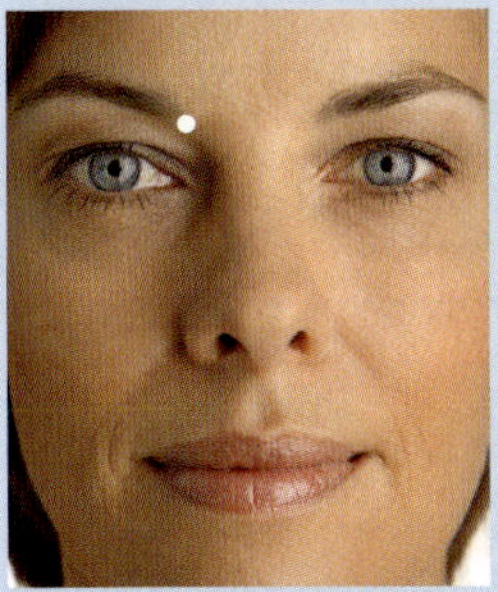

Bl 2 Bambus sammeln

◆ **Lage:** In einer kleinen Vertiefung am inneren, nasenwärts gerichteten Ende der Augenbrauen.

◆ **Stimulierung:** Mit der Daumenkuppe mit verträglichem Druck etwa 30 Sekunden nach oben drücken.

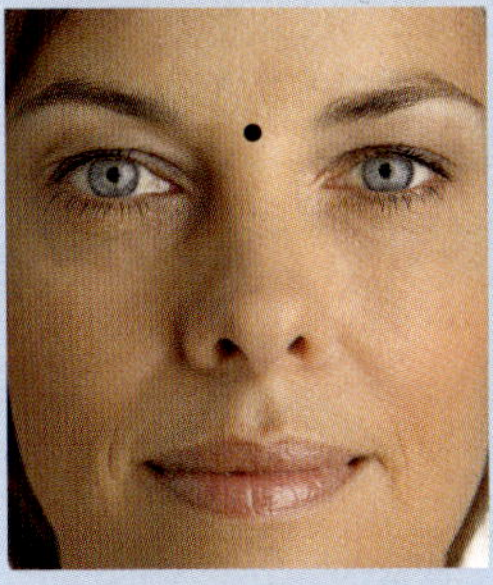

Ex 3 Siegelhalle

◆ **Lage:** Genau zwischen den Augenbrauen, auf Höhe der Nasenwurzel.

◆ **Stimulierung:** Etwa 30 Sekunden so kräftig wie Sie es vertragen nach unten massieren.

Rückenschmerzen

Ursachen:

Es gibt sehr viele unterschiedliche Ursachen für Rückenschmerzen. Bei weitem am häufigsten sind Beschwerden im unteren Rückenbereich aufgrund einer ständigen Fehlhaltung der Wirbelsäule. In der Kombination mit rückenbelastenden Bewegungen, Bewegungsmangel, ungeeignetem Schuhwerk und Übergewicht kommt es dann zur dauernden Überlastung: Die Rückenmuskulatur verspannt sich und tut weh. Ein oft unterschätzter Verstärker dieses Geschehens ist psychischer Stress.

Nicht selten entsteht durch eine einzige kleine Fehlbewegung ein »Hexenschuss«, ein quälender, in den unteren Rücken einschießender Schmerz.

Bei einem Bandscheibenvorfall quillt der gallertige Kern der Zwischenwirbelscheiben hervor und drückt auf die zwischen den Wirbelknochen austretenden Spinalnerven. Ist der Ischiasnerv, der längste Nerv des Körpers, betroffen, spricht man von einem »Ischias«.

Bei wiederkehrenden und heftigen Rückenschmerzen sollten Sie mit einem Arzt sprechen. Mit Akupressur können Sie in vielen Fällen schmerzlindernd eingreifen.

Akupressur:

Bei chronischen Schmerzen erwärmen Sie den Rücken vor der Akupressur mit einem feuchtheißen Umschlag – verwenden Sie hierfür am besten ein dickes Handtuch. Lassen Sie einen Partner die Muskelstränge neben der

Wirbelsäule mit den Daumenkuppen mehrmals abwärts massieren und schmerzende Punkte kurz drücken.
Dann über den unteren Rücken neben der Wirbelsäule mehrmals in Richtung Gesäß streichen und einige Minuten lang über die untere Lendenwirbelsäule und das Kreuzbein reiben. Dabei lokale Schmerzpunkte suchen und verreiben, das heißt, sie sanft nach außen ausstreichen. Nun LG 3 und LG 2 behandeln (s. nä. Seite). Bei chronischen Schmerzen des unteren Rückens Bl 60, Bl 64 und Ga 30 (s. nä. Seite) akupressieren.
Bei in den oberen Rücken ausstrahlenden Schmerzen LG 14 (S. 34) drücken.
Bei akuten Kreuzschmerzen oder einem Hexenschuss den Schockpunkt LG 26 (s. nä. Seite) behandeln, dann Le 3 (S. 67) stimulieren. Anschließend wie anfangs beschrieben verfahren.
Bei Ischiasschmerzen, die in die Oberschenkelmitte ausstrahlen, zusätzlich den Punkt genau in der Mitte der Gesäßfalte kräftig drücken, die Mittellinie des Oberschenkels bis zur Kniekehle abwärts massieren und Bl 40 (s. nä. Seite) nicht zu fest drücken.
Bei seitlicherem Verlauf der Schmerzen die Punkte Ga 30, Ga 38 (s. nä. Seite) sowie Ga 34 (S. 27) drücken.

Das hilft zusätzlich:

Trainieren Sie die stützende Rücken- und Bauchmuskulatur, tragen Sie Schuhe mit guten Laufeigenschaften und achten Sie auf Ihre Körperhaltung.
Als Soforthilfe lindert oft ein heißes Bad oder eine Wärmflasche den Schmerz. Bei entzündlichen Prozessen hilft Kälte besser, wie eine kurze Eiswürfelmassage.

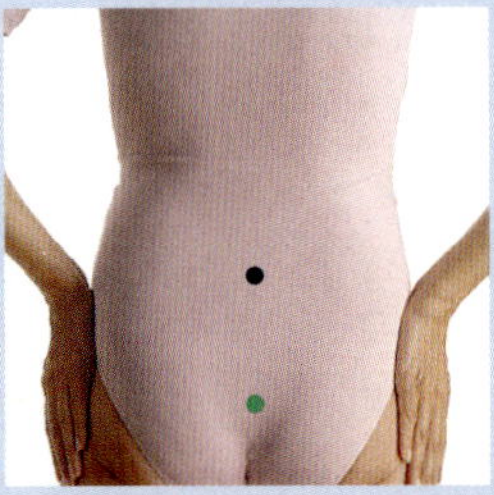

LG 3 Yang-Passtor des Lendenbereichs

◆ Lage: Unter dem Dornfortsatz (= die tastbare Erhebung der Wirbelsäule) des 4. Lendenwirbels. Dieser liegt auf Höhe der Oberkante der Beckenknochen.

◆ Stimulierung: 30–60 Sekunden nicht fest mit der Daumenkuppe kreisend drücken. Anschließend die Haut reiben. Nicht in der Schwangerschaft!

LG 2 Yu-Punkt der Nierengegend

◆ Lage: Am oberen Ende der Gesäßspalte, am Übergang vom Kreuzbein zum Steißbein.

◆ Stimulierung: 30–60 Sekunden nicht fest mit der Daumenkuppe kreisend drücken. Anschließend die Haut reiben. Nicht in der Schwangerschaft!

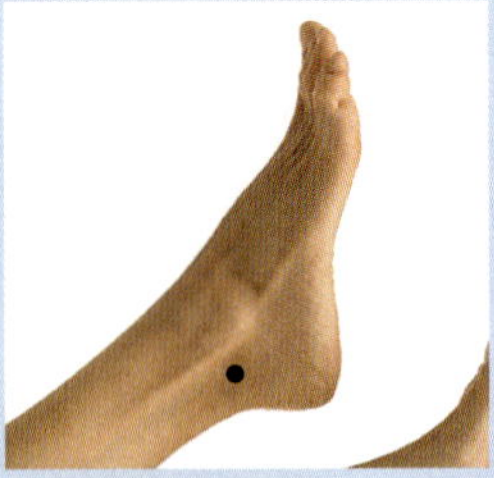

Bl 60 Kunlun-Gebirge

◆ Lage: In der Mitte zwischen der höchsten Erhebung des Außenknöchels und der Achillessehne.

◆ Stimulierung: 30 Sekunden eher kräftig kreisend drücken. Allgemeiner Schmerzpunkt. Nicht in der Schwangerschaft!

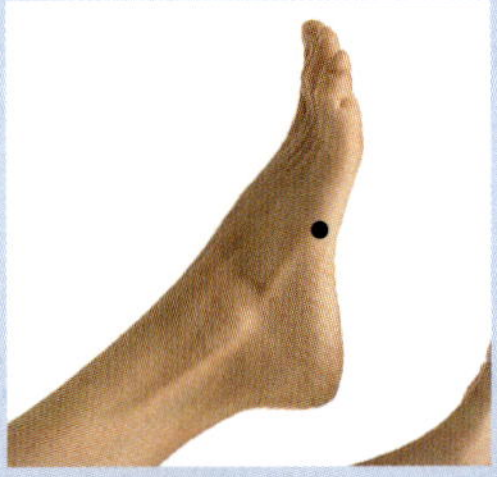

Bl 64 Adler, die sich verdoppeln

◆ Lage: Etwas nach der Mitte des Fußaußenrandes, nach einem ein wenig vorstehenden Knöchelchen, in einer kleinen Mulde in Richtung Zehen. An der Grenze zwischen rotem und weißem Fleisch.

◆ Stimulierung: 30 Sekunden mit verträglichem Druck in Richtung Zehen akupressieren.

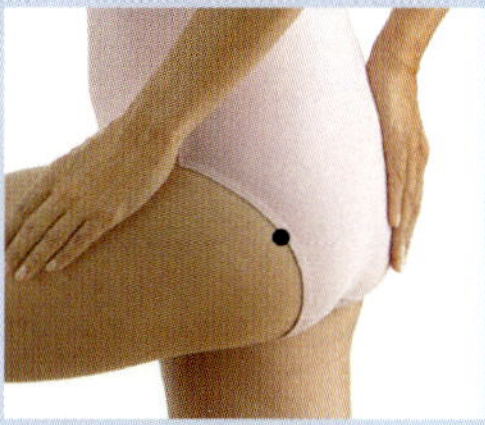

Ga 30 Sich biegen und springen

◆ Lage: Beugt man in Seitenlage das obere Bein, befindet sich der Punkt auf der Verbindungslinie von dem am weitesten vorspringenden Punkt des Hüftgelenks (Rollhügel) zum Beginn der Gesäßfalte, am Übergang vom mittleren zum äußeren Drittel der Linie.

◆ Stimulierung: Zunächst gleichmäßig abwärts massieren, dann je nach Verträglichkeit 30 Sekunden mit Daumenkuppe oder Ellbogen kräftig drücken.

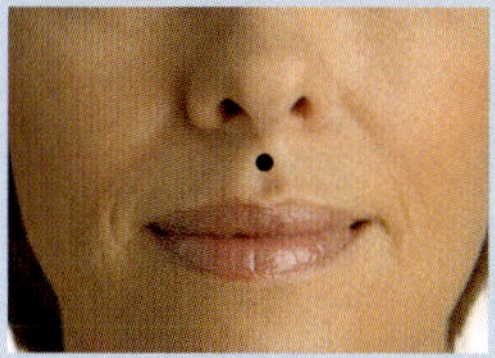

LG 26 Wasserrinne

◆ Lage: Zwischen Nase und Oberlippe, knapp unterhalb des Nasenansatzes.

◆ Stimulierung: Auf der Haut oder direkt auf dem Zahnfleisch leicht bis mittelstark maximal bis zu 30 Sekunden lang drücken.
Der Punkt ist wichtig bei Bewusstlosigkeit, Kollaps und Schock oder akuten Rückenschmerzen.

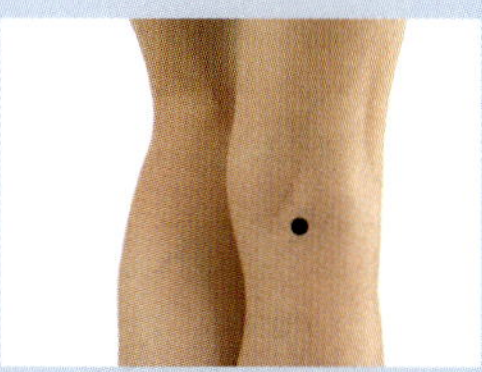

Bl 40 In der Mitte der Beuge

◆ Lage: In der Mitte der Kniebeugefalte.

◆ Stimulierung: Wegen der darunterliegenden Gefäße nur sanft 30–60 Sekunden nach oben massieren.

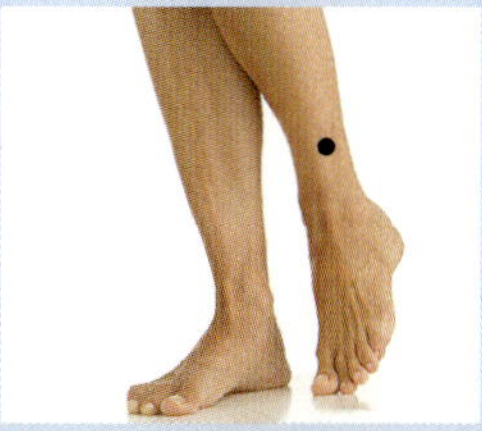

Ga 38 Yang-Beistand

◆ Lage: 4 Cun oberhalb der Außenknöchelspitze, vor dem Wadenbein.

◆ Stimulierung: Mit verträglichem Druck 30 Sekunden lang kreisend behandeln.

Schlafstörungen

Ursachen:

Ein gesunder Schlaf ist zur Regeneration der Zellen des Körpers unverzichtbar. Schlafmangel führt innerhalb kurzer Zeit zu Nervosität, Gereiztheit, Abgeschlagenheit und verminderter Leistungsfähigkeit. Man unterscheidet Einschlaf- und Durchschlafstörungen – häufigste Ursache ist in beiden Fällen nervliche Überreizung. Anders ausgedrückt: Das Schlafzentrum wird durch die Tätigkeit anderer Gehirnzentren gestört und man kommt daher einfach nicht zur Ruhe. Zuweilen stecken auch ungünstige Lebensgewohnheiten hinter der Schlaflosigkeit, wie zum Beispiel spätes Essen. Bei Durchschlafstörungen sind oft Krankheiten von Leber und Galle zumindest mit beteiligt. Koffeinhaltige Getränke und Medikamente, aber auch die Gewöhnung an Beruhigungs- und Schlafmittel beeinträchtigen das bereits gestörte Schlaf-Wach-Empfinden noch weiter und können daher die Beschwerden verschlimmern.
Ernsthafte körperliche und seelische Krankheiten, wie zum Beispiel Depressionen, müssen durch eine fachmännische Diagnose ausgeschlossen werden, bevor Sie mit der Akupressur beginnen.

Akupressur:

Akupressieren Sie leicht Bl 10 und Ga 20 (S. 52) und massieren Sie die Nackenlinie entlang. Anschließend sanft mit den Schultern 10-mal vorwärts- und rückwärtskreisen. Nun mit übereinandergelegten Handflächen 20- bis 30-mal die Körpermittellinie von der Brustbeinspitze bis zum Schambein hinunterstreichen und dabei empfindliche Punkte kurz drücken. Massieren Sie anschließend von der Brustbeinspitze den Rippenbogen entlang nach außen. Jetzt Le 14 (S. 56) drücken. Massieren Sie mehrmals den Magenmeridian 2 Cun neben der Körpermitte vom Rippenbogen beginnend nach unten. Lassen Sie nun einen Partner mit den Daumenkuppen den Muskelstrang direkt neben der Wirbelsäule abwärts massieren und schmerzhafte Punkte kurz drücken.

Drücken Sie Ni 6, Bl 62, Ma 36, Ma 38 und Mi 6 (s. nä. Seite). Besonders wirksam ist auch He 7 (s. nä. Seite), der aber nur kurz und nicht oft angewendet werden sollte. Zur Beruhigung schreiender Kleinkinder ist oft die Akupressur von Ni 1 (s. nä. Seite) geeignet. Bei unruhigen Füßen können Sie ebenfalls Ni 1 stimulieren, indem Sie eine Flasche mit dem Fuß auf dem Boden hin- und herrollen.

Sind Krämpfe der Grund für die Unruhe, drückt man zusätzlich Le 3 (S. 57).

Das hilft zusätzlich:

Machen Sie ein abendliches warmes Fußbad und trinken Sie einen beruhigenden Kräutertee – zum Beispiel einen Aufguss von 2 TL der Mischung Melisse, Passionsblumenkraut und Baldrian oder Hopfen mit 1 Tasse Wasser. Führen Sie vor dem Einschlafen Entspannungstechniken wie Autogenes Training oder Progressive Muskelentspannung durch. Manchmal wirkt auch ein ausführlicher abendlicher Spaziergang Wunder.

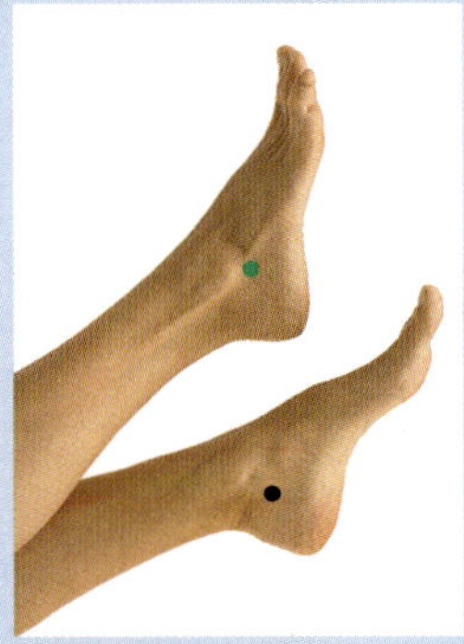

Ni 6 Feuerschein-Meer

◆ Lage: In der Vertiefung unterhalb des Innenknöchels.

◆ Stimulierung: 30-mal kräftig mit den Fingerkuppen klopfen, dann kurz nach oben hin massieren.

Bl 62 Ausgestrecktes Gefäß

◆ Lage: In einer Vertiefung direkt unter dem Außenknöchel.

◆ Stimulierung: Zunächst mit den Fingerkuppen klopfen, dann einige Sekunden in Richtung Zehen drücken.

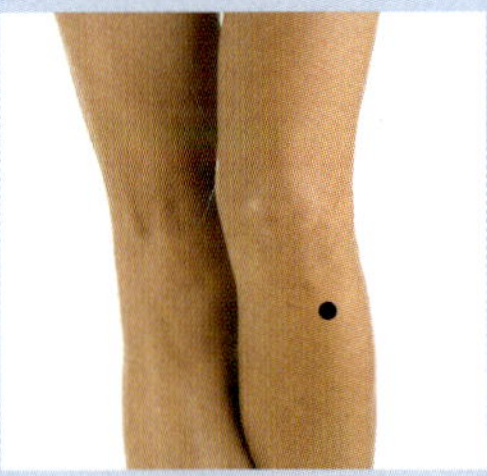

Ma 36 Göttlicher Gleichmut

◆ Lage: 3 Cun unter dem Kniegelenkspalt, nahe am Schienbein. Legen Sie den Handteller mit leicht gespreizten Fingern auf die Kniescheibe. Dort, wo sich die Kuppe des Ringfingers befindet, liegt der Punkt.

◆ Stimulierung: Drücken Sie etwa 30 Sekunden gleichmäßig kräftig mit der Daumenkuppe. Anschließend reiben Sie ab diesem Punkt 1 Minute lang kräftig in Richtung Fuß. Nicht im letzten Schwangerschaftsdrittel!

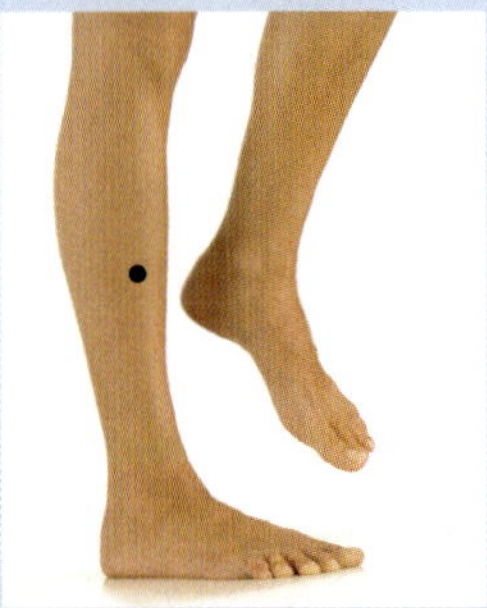

Ma 38 Streifenförmige Mulde

◆ Lage: Der Punkt liegt in der Mitte zwischen Kniegelenkspalt und Außenknöchel, jeweils 8 Cun entfernt, neben der Schienbeinvorderkante.

◆ Stimulierung: Etwa 30–60 Sekunden nicht zu fest kreisend akupressieren. Der Punkt hat eine entspannende Wirkung, besonders auf das Verdauungssystem.

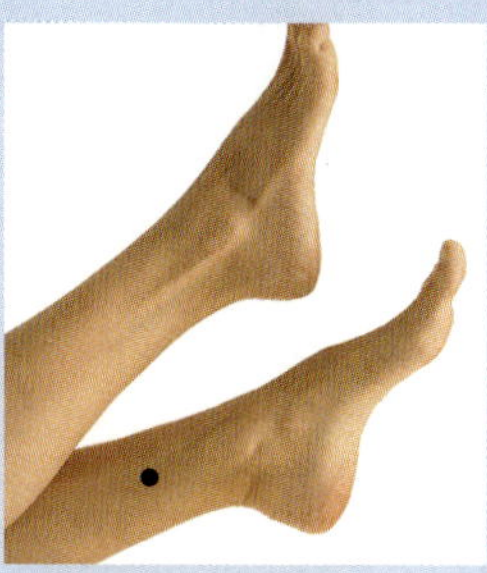

Mi 6 Kreuzung der drei Yinbahnen

◆ Lage: Etwa 3 Cun oberhalb der höchsten Erhebung des Innenknöchels, an der Hinterkante des Schienbeins.

◆ Stimulierung: 1 Minute leicht kreisend drücken. Vielseitiger, allgemein stärkender Punkt.
Nicht in der Schwangerschaft!

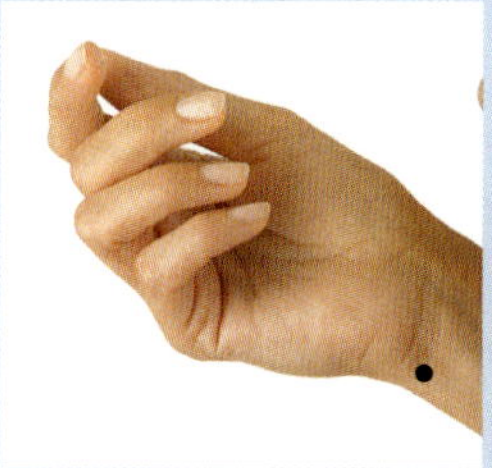

He 7 Pforte der Geisteskraft

◆ Lage: Auf der Seite des kleinen Fingers, am Ende der Handgelenksbeugefalte und von dort etwa ½ Cun in Richtung Daumenseite, in einer Kuhle.

◆ Stimulierung: 30 Sekunden leicht kreisend massieren.
Psychisch beruhigend, daher auch bei Lampenfieber und Prüfungsangst geeignet. Nicht zu oft stimulieren!

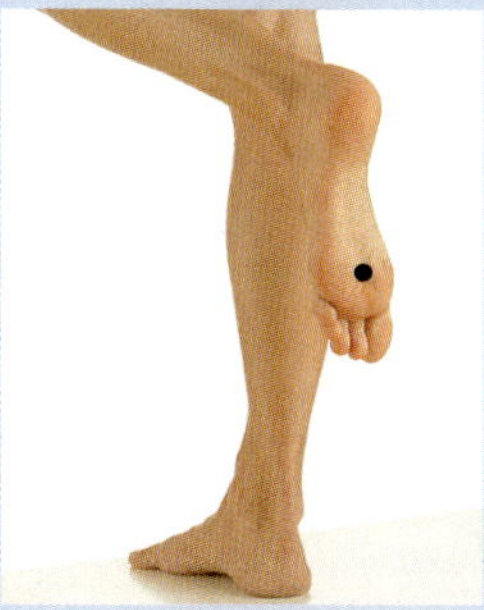

Ni 1 Sprudelnde Quelle

◆ Lage: Krümmt man die Zehen zur Fußsohle hin, liegt der Punkt in der Mulde zwischen Großzeh- und Kleinzehballen.

◆ Stimulierung: Nicht zu fest etwa 30 Sekunden in Richtung Ferse drücken.
Nicht in der Schwangerschaft!

Schnupfen

Ursachen:

Schnupfen ist ebenso häufig wie lästig. In der Regel wird er durch bestimmte Erkältungsviren verursacht, die die Schleimhautzellen der Nase befallen. Im Vorstadium ist die Nasenschleimhaut meist trocken, man ist müde, leidet eventuell unter einem subjektiven Kältegefühl und unter Halsschmerzen. Dann beginnt der Schnupfen mit wässrigem Sekret. Die Nase ist verstopft, man riecht schlecht, muss niesen und sich oft schnäuzen. Die Atmung durch die Nase ist behindert, sodass man verstärkt durch den Mund einatmet, was wiederum eventuelle Halsbeschwerden begünstigt. Im letzten Stadium ist das Sekret dicker und das Riechvermögen bessert sich wieder.
Ein altes Sprichwort sagt: »Ein behandelter Schnupfen dauert 8 Tage, ein unbehandelter 1 Woche.« Akupressur kann jedoch helfen, die Beschwerden zu lindern.

Akupressur:

Nützlich für die Schleimhäute und bei Erkältung ist Di 4 (S. 87). Diesen Punkt 30 Sekunden kräftig in Richtung Ellbogen drücken.
Die Nasenatmung erleichtern die Punkte Drei E 17, Ex 8 und Di 20 (s. rechts).
Bei festem Sekret drücken Sie zur Schleimlösung Di 20 und Di 19 aufwärts (s. rechts), dann Ex 3 abwärts (S. 71) und Ex 8 (s. rechts) senkrecht nach unten.

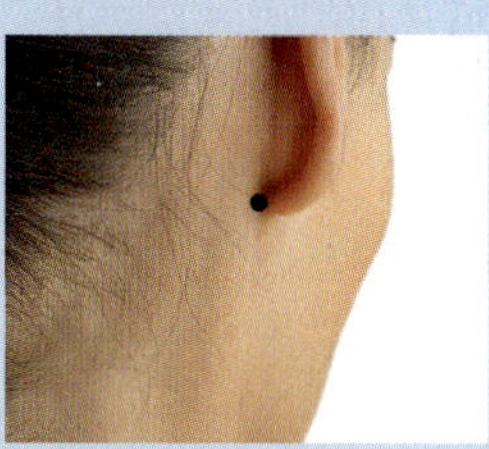

Drei E 17 Schutzschild gegen den Wind

◆ Lage: Hinter dem Ohrläppchen, in einer Grube zwischen dem Warzenfortsatz und dem Unterkieferknochen.

◆ Stimulierung: 30–60 Sekunden konstant leicht kreisend drücken.

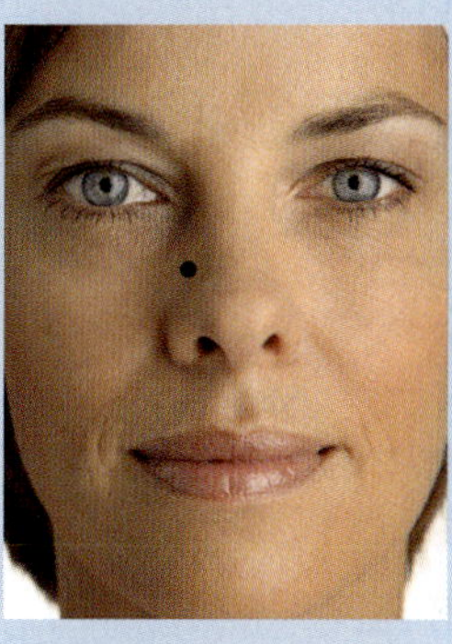

Ex 8 Durchgängige Nase

◆ Lage: Seitlich am Übergang des Nasenknochens zum Nasenknorpel.

◆ Stimulierung: Etwa 30–60 Sekunden kräftig drücken.

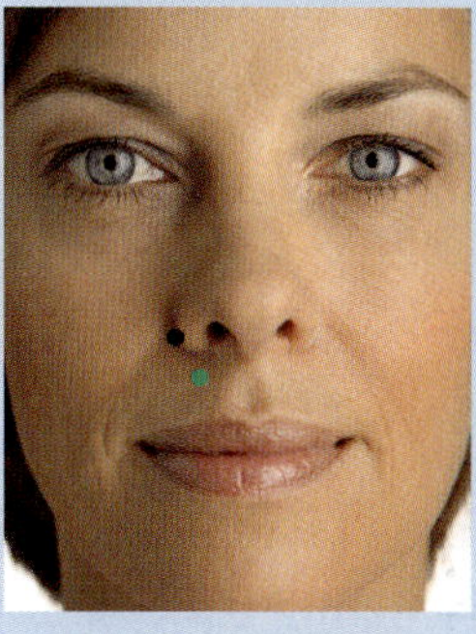

Di 20 Die Düfte empfangen

◆ Lage: Unmittelbar neben dem unteren seitlichen Nasenflügelrand.

◆ Stimulierung: 30–60 Sekunden leicht kreisend drücken.

Di 19 Getreide-Knochenloch des Mundes

◆ Lage: Über der Oberlippe, etwas unterhalb des seitlichen Nasenlochrandes.

◆ Stimulierung: Etwa 30 Sekunden eher kräftig nach oben drücken.

Übelkeit, Brechreiz

Ursachen:

Übelkeit und Brechreiz können bei den meisten Krankheiten von Magen und Darm, aber auch bei Krankheiten des Stoffwechsels, der Nieren und des zentralen Nervensystems auftreten. Alle diese Fälle erfordern eine gründliche fachmännische Diagnose und Therapie.
Hat man sich durch den Genuss von Speisen oder Getränken den Magen verdorben, sollte man nicht versuchen, den Brechreiz mit Akupressur zu stoppen, denn die Speisen und Giftstoffe müssen aus dem Körper hinausbefördert werden.
Anders ist dies mit Brechreiz, zu dem es beispielsweise bei Auto- oder Schiffsreisen kommen kann. Hier liegt die Ursache in einer Reizung des Gleichgewichtsorgans. Akupressur kann in diesem Fall – wie auch bei jeder Form von psychisch ausgelöster Übelkeit – helfen.

Akupressur:

Drücken Sie zunächst KS 6 und Le 14 (s. rechts) . LG 20 (s. rechts) hilft bei Schwindel und Benommenheit. Zur Magenberuhigung kräftig Ma 45 (S. 57) stimulieren, zur Harmonisierung Ma 36 (S. 78).
Zur Förderung der Kopfdurchblutung akupressieren Sie die Nackenpunkte Bl 10 und Ga 20 (S. 52). Massieren Sie auch die Körpermitte von der Brustbeinspitze abwärts bis zum Nabel sowie den Magenmeridian 2 Cun daneben. Empfindliche Punkte dabei leicht drücken.

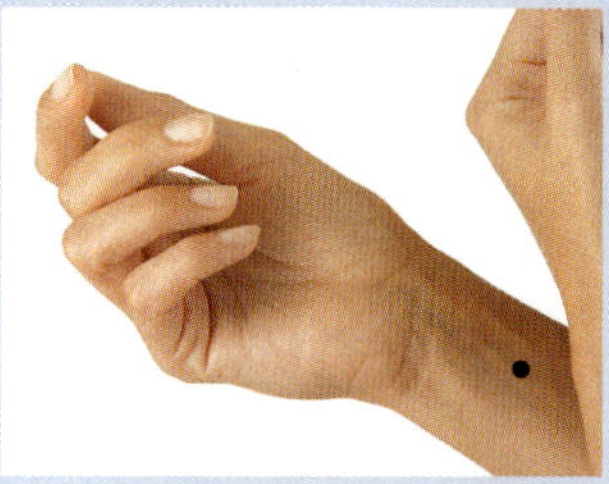

KS 6 Passtor des Inneren

◆ Lage: In der Mitte des Unterarms, 2 Cun kopfwärts der oberen Handgelenksbeugefalte.

◆ Stimulierung: Man drückt den Punkt quer zu den Sehnen, nicht fest, für etwa 30 Sekunden. Auch bei Schluckauf und Sodbrennen. Nicht zu oft und zu lang stimulieren! Nicht in der Schwangerschaft!

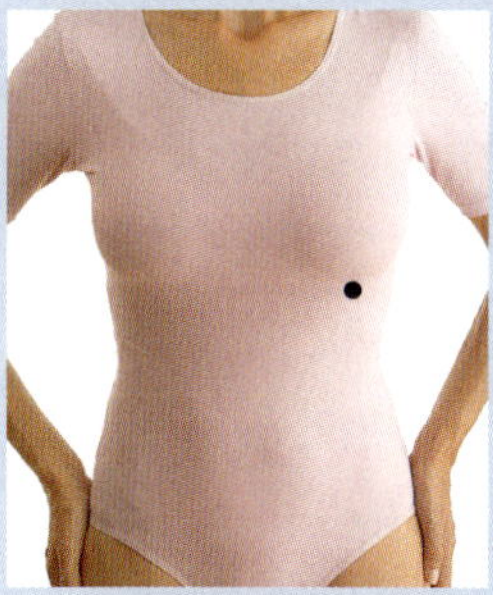

Le 14 Tor einer Periode

◆ Lage: 4 Cun seitlich der Körpermittellinie und 6 Cun oberhalb des Nabels. Direkt senkrecht unterhalb der Brustwarzen.

◆ Stimulierung: Mit gut verträglichem mittelstarkem Druck kreisförmig 30–60 Sekunden drücken.

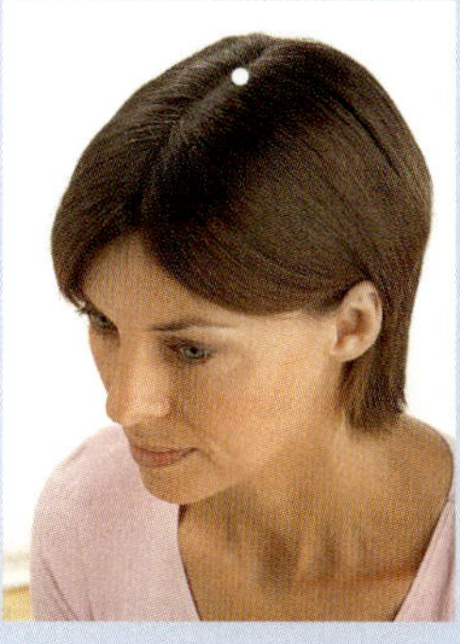

LG 20 Hundert Treffen

◆ Lage: Am höchsten Scheitelpunkt, auf dem Mittelpunkt der Verbindungslinie zwischen den beiden Ohrspitzen, in einer kleinen Mulde.

◆ Stimulierung: Sehr leicht kreisend 1 Minute lang massieren oder reiben, besonders bei Schwindel und Benommenheit.

Nicht in der Schwangerschaft!

Verstopfung

Ursachen:

Meist sind die Ursachen für Verstopfung einfacher Natur, wie zum Beispiel überwiegend sitzende Tätigkeit und Bewegungsarmut, ballaststoffarme Nahrung, ungenügende Flüssigkeitszufuhr, Missbrauch von Abführmitteln, psychischer Stress und Schwangerschaft. Da aber auch hormonelle Erkrankungen, Entzündungen im Bauch- und Beckenraum und Tumore Verstopfung bedingen können, sollten Sie im Zweifelsfall die Ursache von einem Fachmann abklären lassen, vor allem, wenn die Beschwerden ohne ersichtlichen Grund länger dauern oder wiederkehren.
In der Traditionellen Chinesischen Medizin wird grundsätzlich unterschieden, ob Leere oder Fülle vorliegt. Danach richtet sich auch die Art der Stimulierung des Punktes. Zeichen von Fülle sind seltener und harter Stuhl, Verlangen nach kalten Getränken, eine eher trockene Zunge und Wärmegefühl. Zeichen von Leere sind allgemeine Schwäche und Erschöpfung, Blässe, Schwindelgefühle und ein schwacher Puls.
Mit Akupressur lässt sich in vielen Fällen die Verdauung wieder anregen.

Akupressur:

Massieren Sie mehrmals in großzügigen Schlangenlinien die Körpermitte ab den Rippenbogen abwärts. Dann die Handflächen übereinanderlegen und im Uhrzeigersinn

den Nabel 5 Minuten lang mit mäßigem Druck umkreisen. Von den nachfolgenden Punkten behandeln Sie die empfindlichsten: Ma 25, Ma 27, Ma 28, Mi 15 und Mi 13 (s. nä. Seite). Bei schlaffer Bauchdecke sollten Sie die Punkte leicht, bei Verkrampfung etwas fester drücken.
Dann Di 4, Di 10 und Di 11 (s. nä. Seite) und zur allgemeinen Anregung Drei E 6 (S. 38) behandeln. Jetzt Mi 6 (S. 79) aufwärts stimulieren.
Bitten Sie nun einen Partner, den Muskelstrang neben der Wirbelsäule unterhalb der Schulterblätter beginnend kräftig mehrmals mit den Daumenkuppen abwärts zu massieren.
Zusätzlich zur Verdauungsanregung Ma 41 (s. nä. Seite.) in Richtung Zehen, zur Dünndarmanregung Dü 3 (S. 27) kräftig in Richtung Arm drücken.
Zur Harmonisierung der Verdauung den Punkt Ma 36 (S. 78) bei Fülle in Richtung Knie, bei Leere in Richtung Fuß drücken.

Das hilft zusätzlich:

Trinken Sie ausreichend und genießen Sie eine gesunde, ballaststoffreiche Nahrung mit reichlich biologischem Obst (mit Schale essen!), Gemüse und Vollkornprodukten. Regelmäßige Bewegung ist ebenfalls unabdingbar, um die Darmbewegungen in Gang zu bringen. Essen Sie morgens auf nüchternen Magen 1–2 ungeschälte Äpfel, das ist ein natürliches Stuhlregulierungsmittel. Für einen schmackhaften »Verdauungscocktail« mischen Sie 1 Glas Mineralwasser, 1 kleines Glas Pflaumensaft, 1–2 EL Milchzucker und 2 EL Buttermilch und nehmen Sie diesen vor dem Frühstück und vor dem Schlafengehen zu sich.

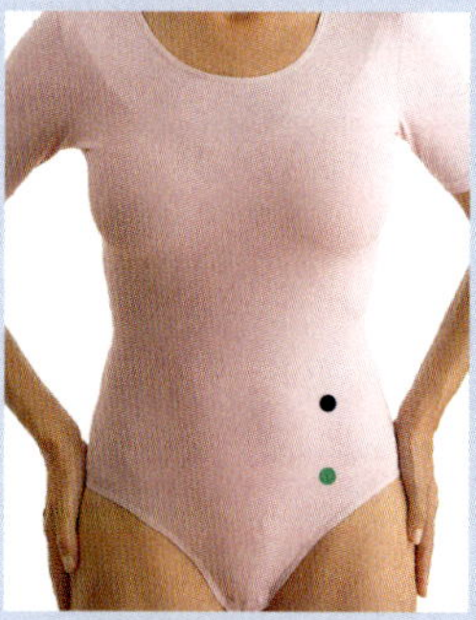

Mi 15 Großer Querverlauf

◆ Lage: 4 Cun seitlich des Nabels.

◆ Stimulierung: Nicht zu fest etwa 60 Sekunden kreisend massieren.

Mi 13 Wohnung der Hohlorgane

◆ Lage: 4 Cun genau senkrecht unter Mi 15, etwas oberhalb der Leistenbeuge.

◆ Stimulierung: Wie Mi 15. Beide Punkte nicht in der Schwangerschaft!

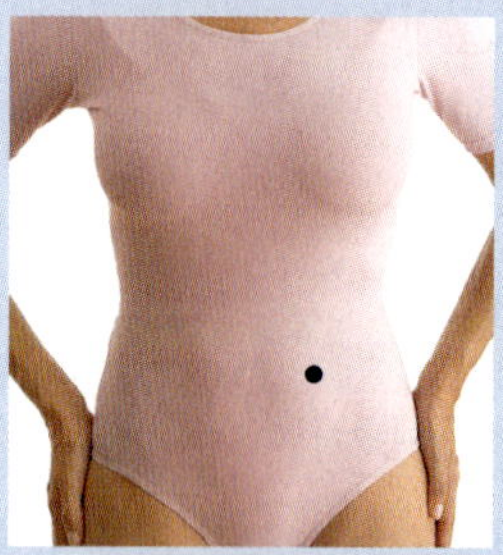

Ma 25 Türangel des Himmels

◆ Lage: 2 Cun seitlich des Nabels.

◆ Stimulierung: Bei starker Druckempfindlichkeit nur leicht 30–60 Sekunden kreisend akupressieren. Alarmpunkt des Dickdarms, daher bei allen akuten Magen-Darm-Problemen geeignet.
Nicht in der Schwangerschaft!

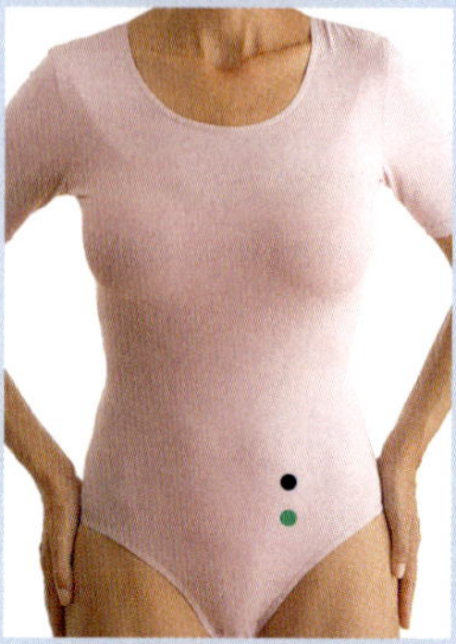

Ma 27 Groß und riesig

◆ Lage: 2 Cun seitlich und 2 Cun unterhalb des Nabels.

◆ Stimulierung: Nicht zu fest etwa 30 Sekunden kreisend drücken.
Nicht in der Schwangerschaft!

Ma 28 Wasserweg

◆ Lage: 1 Cun senkrecht unter Ma 27.

◆ Stimulierung: Wie Ma 27.
Nicht in der Schwangerschaft!

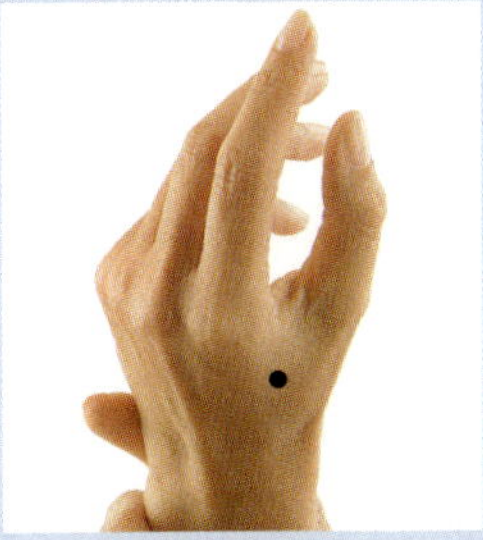

Di 4 Talgrund

◆ Lage: Legt man den Daumen an den Zeigefinger, liegt der Punkt unterhalb der höchsten Stelle des entstandenen Muskelbauches, im oberen Drittel genau zwischen dem Daumen- und Zeigefingermittelhandknochen.

◆ Stimulierung: Die Daumenkuppe anlegen und den Punkt 30 Sekunden kräftig nach unten und in Richtung Arm drücken. Den Druck während der Ausatmung verstärken. Zum Abschluss 30 Sekunden sanft kreisend massieren. Allgemein beruhigend und krampflösend. Nicht in der Schwangerschaft!

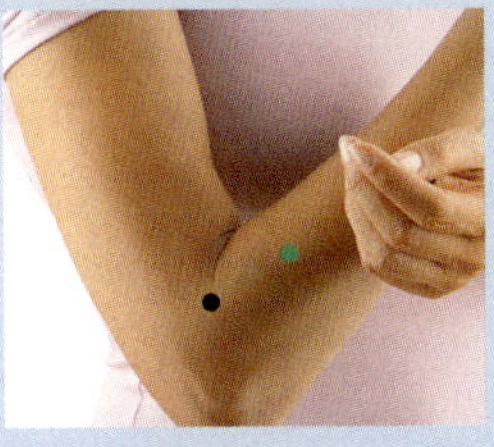

Di 11 Gekrümmter Teich

◆ Lage: Der Punkt liegt bei gebeugtem Arm am daumenseitigen Ende der Ellbogenbeugefalte.

◆ Stimulierung: 30 Sekunden kräftig Richtung Oberarm drücken.

Di 10 Die Entfernungen

◆ Lage: 2 Cun vor Di 11, auf der Verbindungslinie von Di 4 nach Di 11.

◆ Stimulierung: Wie Di 11, aber nicht in der Schwangerschaft!

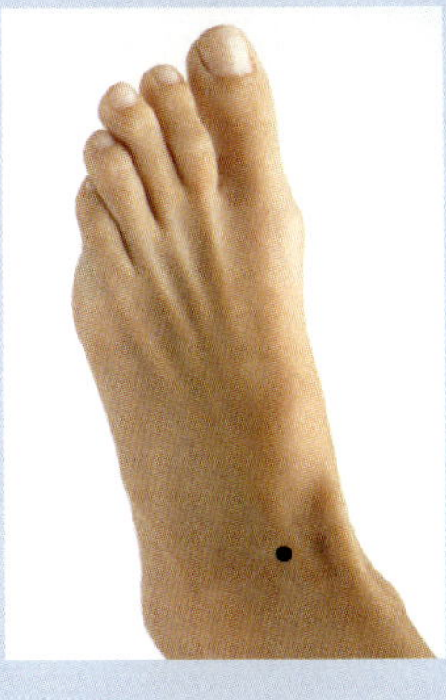

Ma 41 Schluchtenbach, dort, wo man die Schuhbänder löst

◆ Lage: In der Vertiefung in der Mitte der vorderen Querfalte des oberen Sprunggelenks.

◆ Stimulierung: Mit der Daumenkuppe 30–60 Sekunden eher kräftig drücken.

Wadenkrampf

Ursachen:

Wadenkrämpfe treten meist während oder nach größerer körperlicher Anstrengung auf. Verantwortlich dafür ist die während des Sports im Muskelstoffwechsel übermäßig anfallende Milchsäure. Nicht selten sind auch Durchblutungsstörungen und ein Magnesium- oder Kalziummangel die Ursache für die Krämpfe. Dabei ist Magnesiummangel häufiger als Kalziummangel. Grund hierfür ist die Magnesiumarmut unserer Böden. Zudem geht dieser wertvolle Mineralstoff beim Kochen verloren. Ausdauersportler verlieren oft viel Magnesium und Kalzium mit dem Schweiß. Achten Sie in diesem Fall auf einen entsprechenden Ersatz durch geeignete Getränke. Akupressur kann helfen, die schmerzhaften Krämpfe zu lösen.

Akupressur:

Oft nützt schon das Zusammendrücken der schmerzenden Muskeln oder ein feuchtheißes Handtuch, das Sie gut nass auf die schmerzenden Stellen legen und darüber ein trockenes Tuch breiten. Anschließend den Muskel beklopfen und gleichzeitig Le 3 (s. rechts) kräftig drücken. Auch bei den nachts auftretenden Muskelkrämpfen älterer Menschen hat sich Le 3 bewährt. Wenn Sie es nicht als unangenehm empfinden, können Sie Bl 56 und Bl 57 (s. rechts) akupressieren. Zusätzlich helfen die Punkte Bl 60 und Bl 61 (s. rechts).

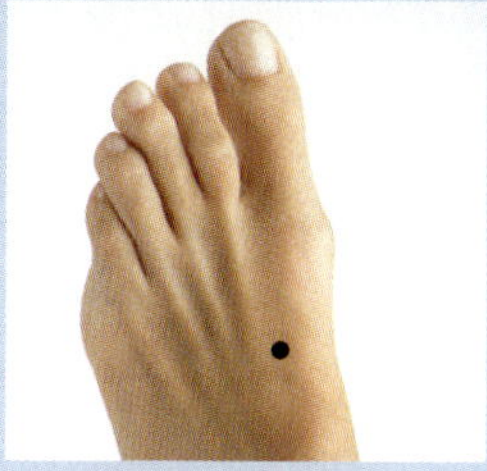

Le 3 Große Verkehrsader

◆ Lage: Im hinteren Winkel der Rille zwischen dem 1. und 2. Mittelfußknochen, vor den Fußwurzelknochen.

◆ Stimulierung: Kräftig 30 Sekunden in Richtung Fußgelenk drücken. Nicht in der Schwangerschaft!

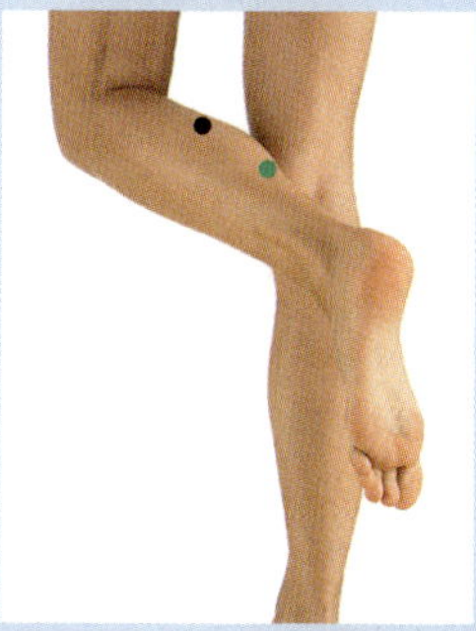

Bl 56 Die Kraft erhalten

◆ Lage: Etwa 4 Cun unterhalb der Mitte der Kniebeugefalte.

◆ Stimulierung: Mit verträglicher Intensität etwa 30 Sekunden kreisend drücken.

Bl 57 Unterstützung der Muskelberge

◆ Lage: In der Spitze der Vertiefung zwischen den beiden Wadenmuskelbäuchen, etwa 7 Cun unterhalb der Mitte der Kniebeugefalte.

◆ Stimulierung: Wie Bl 56.

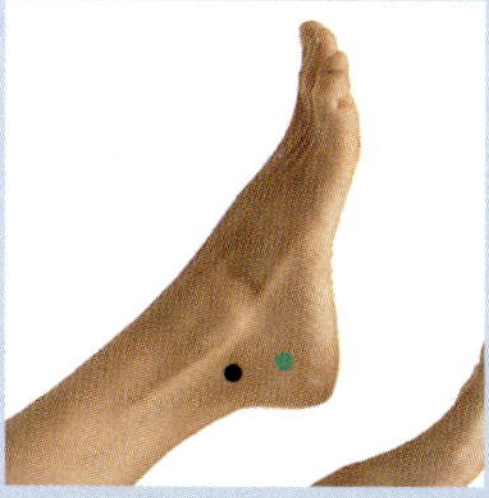

Bl 60 Kunlun-Gebirge

◆ Lage: In der Mitte zwischen der höchsten Erhebung des Außenknöchels und der Achillessehne.

◆ Stimulierung: 30 Sekunden eher kräftig kreisend drücken. Nicht in der Schwangerschaft!

Bl 61 Aufwartung des Lakaien

◆ Lage: In einer oft schmerzhaften Kuhle oberhalb des Fersenbeins (= der knöcherne Teil der Ferse) direkt senkrecht unterhalb von Bl 60 in Richtung Ferse.

◆ Stimulierung: Etwa 30–60 Sekunden mittelfest kreisend drücken.

Zahnschmerzen

Ursachen:

Mit weitem Abstand häufigste Ursache für Zahnschmerzen ist Karies, ein Zahnverfall, der von Bakterien hervorgerufen wird, die im Mundraum vorkommen und einen Film auf der Oberfläche der Zähne bilden (Plaque). Weitere mögliche Auslöser für Zahnschmerzen sind unter anderem Entzündungen des Zahnfleisches, Paradontose, ein fehlerhafter Durchbruch von Zähnen (wie etwa der Weisheitszähne), im Kiefer verbliebene Zahnreste nach einer Zahnoperation, entzündliche Veränderungen der Zahnwurzeln oder Granulome und Zysten in den Kieferknochen.

In allen diesen Fällen ist die wichtigste Maßnahme ein Gang zum Zahnarzt! Nicht behandelte Zähne können sonst zum Störfeld werden, sodass der Körper für verschiedenste Krankheiten anfällig wird.

Auch toxische Dauerbelastungen zum Beispiel durch Amalgam, Palladium, Nickel oder Kupfer können das Immunsystem überreizen und zu seiner Erschöpfung (Immunschwäche) oder auch zur Überreaktion (Allergie) führen. Aufgrund der Wechselwirkungen der Zähne mit den inneren Organen können in der Folge dann auch diese erkranken.

Bis Sie einen Zahnarzttermin wahrnehmen können, kann Akupressur gute Dienste zur Schmerzlinderung leisten. Sie kann zudem begleitend in der Therapie eingesetzt werden.

Akupressur:

Di 4 (s. nä. Seite.) ist der Hauptpunkt bei akuten Zahnschmerzen. Zusammen mit dem analgetisch wirksamen Di 1 (s. nä. Seite) ist er oft auch nach einer Zahnextraktion zur Schmerzlinderung geeignet.
Bei Oberkieferschmerzen: Hier sollte man Di 4 der Gegenseite behandeln, also bei Schmerzen im linken Oberkiefer Di 4 auf der rechten Seite drücken und umgekehrt. Akupressieren Sie außerdem Ma 7 (s. nä. Seite) und drücken Sie zusätzlich nicht zu fest LG 26 (S. 75).
Bei Unterkieferschmerzen: Stimulieren sie Di 4 auf der gleichen Seite, anschließend die Punkte Ma 6 und Ma 5 (s. nä. Seite).
Bei heftigen Schmerzen und Hitzegefühl akupressieren Sie in jedem Fall kräftig Ma 44 (s. nä. Seite). Die Kombination mit Di 4 gilt als »Aspirin Chinas«.
Weitere oft nützliche Punkte sind KG 24, Drei E 5 und Drei E 9 (s. nä. Seite). Behandeln Sie vor allem die Punkte, durch die sich der Schmerz merklich bessert.

Das hilft zusätzlich:

Wichtigste Vorbeugungsmaßnahme zur Verhütung von Zahnproblemen ist die gründliche Zahnhygiene mit zweimaligem täglichem Zähneputzen – auch der Zahnzwischenräume. Außerdem sollte man 2-mal jährlich zur Kontrolle zum Zahnarzt gehen und dabei auch den Zahnstein entfernen lassen.
1–2 Tropfen ätherisches Nelkenöl, die man direkt auf den Zahn gibt, lindern Schmerzen. Sie können es auch auf einen Wattebausch träufeln und diesen auf die schmerzende Stelle legen. Nelkenöl ist jedoch nicht bei Zahnfleischentzündungen geeignet!

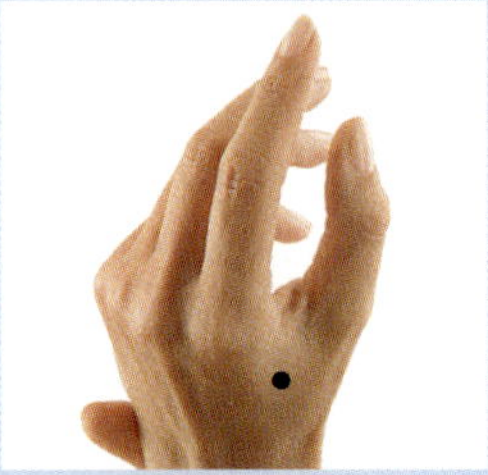

Di 4 Talgrund

◆ Lage: Legt man den Daumen an den Zeigefinger, liegt der Punkt unterhalb der höchsten Stelle des entstandenen Muskelbauches, im oberen Drittel genau zwischen dem Daumen- und Zeigefingermittelhandknochen.

◆ Stimulierung: 30 Sekunden fest mit dem Fingernagel drücken. Wichtiger Schmerzpunkt. Allgemein beruhigend und krampflösend. Nicht in der Schwangerschaft!

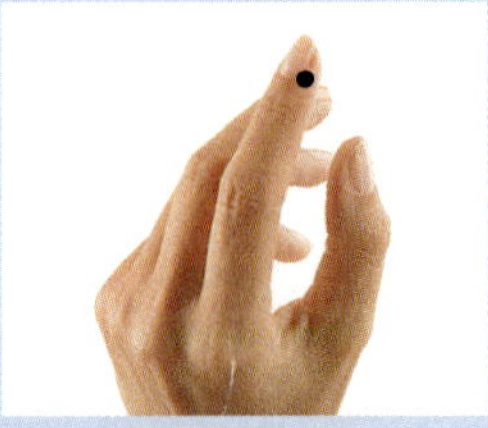

Di 1 Yang der Wandlungsphase Metall

◆ Lage: Am daumenseitigen Nagelfalzwinkel des Zeigefingers.

◆ Stimulierung: Kräftig etwa 30–60 Sekunden in Richtung Handgelenk drücken.

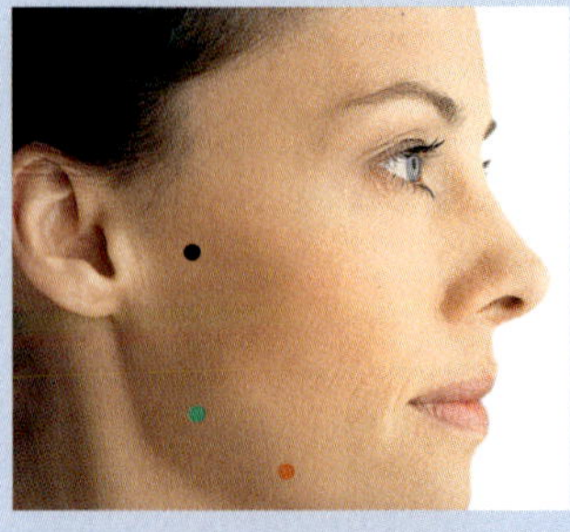

Ma 7 Untere Schranke

◆ Lage: In die Ohröffnung steht ein Knorpel hinein. Etwa 1 Cun vor diesem Knorpel, in einer kleinen Grube, liegt der Punkt.

◆ Stimulierung: Gleichmäßig kreisend bis zu 1 Minute lang drücken.

Ma 6 Wangengegend

◆ Lage: Etwas über dem rechten Winkel, den der Unterkieferknochen bildet, in einer kleinen Grube in Richtung Kinn.

◆ Stimulierung: Wie Ma 7.

Ma 5 Großer Empfang

◆ Lage: In einer Kerbe in der Mitte des Unterkieferrandes, etwa 1 ½ Cun von Ma 6 in Richtung Kinn gelegen.

◆ Stimulierung: Wie Ma 7.

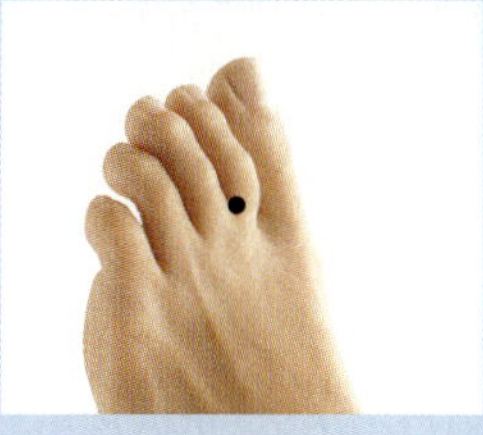

Ma 44 Innerer Hof

◆ Lage: Zwischen den Grundgelenken der 2. und 3. Zehe, am zum Fuß hin gelegenen Rand der Schwimmhaut, d. h. der dünnen Haut zwischen den Zehen.

◆ Stimulierung: 30 Sekunden fest mit dem Fingernagel drücken.

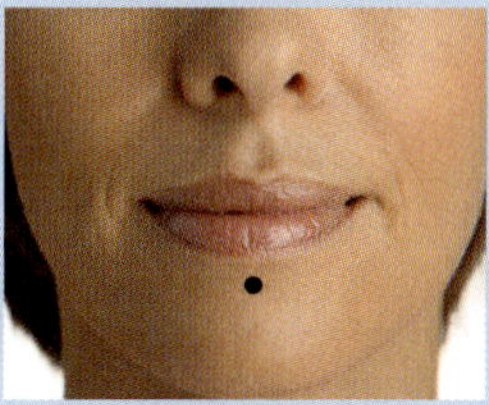

KG 24 Behälter der Flüssigkeit

◆ Lage: Direkt unter der Mitte der Unterlippe in einer Vertiefung.

◆ Stimulierung: Mit der Fingerkuppe mittelfest 15–30 Sekunden lang drücken.

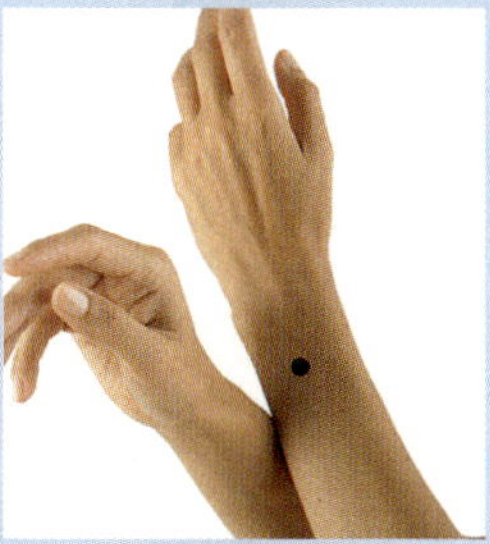

Drei E 5 Passtor des Äußeren

◆ Lage: Auf der Armoberseite, 2 Cun von der Handgelenkbeugefalte in Richtung Ellbogen, in der Mitte der Rille zwischen Elle und Speiche.

◆ Stimulierung: Nicht zu fest, etwa 30 Sekunden kreisend drücken.

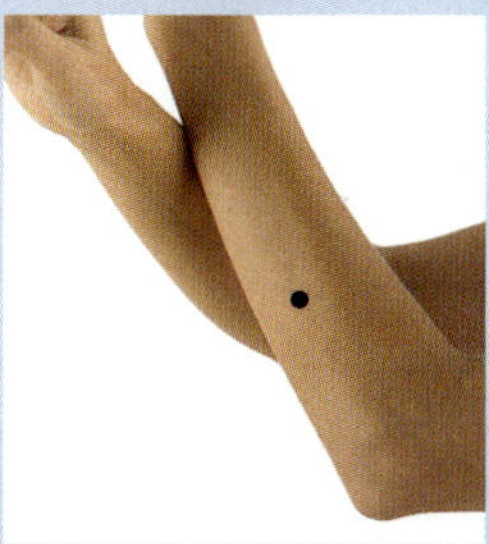

Drei E 9 Vier Abzugsgräben

◆ Lage: Auf der Armoberseite, 5 Cun von der Ellbogenspitze entfernt, zwischen Elle und Speiche.

◆ Stimulierung: 30 Sekunden lang kräftig drücken.

Zum Nachschlagen

Hier finden Sie Bücher für weitere Informationen zum Thema.

Chaling, H.: Leitfaden Tuina. Urban und Fischer Verlag, München / Jena 2005

Kolster, B. C. / Waskowiak, A.: Knaurs Atlas der Akupressur. Knaur Ratgeber Verlag, München 2003

Maciocia, G.: Die Grundlagen der Chinesischen Medizin. VGM Verlag für Ganzheitliche Medizin, Kötzting 1997

Serizawa, K.: Vital Points for Oriental Therapy. Japan Publications, Tokio 2000

Sun, W. / Kapner, A.: Tuina-Therapie. Hippokrates, Stuttgart 2001

Worsley, J. R.: Akupunktur – Heilung für dich. Ryvellus Verlag, Saarbrücken 2000

Worsley, J. R.: Was ist Akupunktur? Ryvellus Verlag, Saarbrücken 2000

Wichtiger Hinweis

Die im Buch veröffentlichten Ratschläge wurden von Verfasser und Verlag mit größter Sorgfalt erarbeitet und geprüft. Eine Garantie kann jedoch nicht übernommen werden. Ebenso ist eine Haftung des Verfassers bzw. des Verlages und seiner Beauftragten für Personen-, Sach- oder Vermögensschäden ausgeschlossen.

Bibliografische Information: Deutsche Nationalbibliothek

Die Deutsche Nationalbibliothek verzeichnet diese Publikation in der Deutschen Nationalbibliografie; detaillierte bibliografische Daten sind im Internet über http://dnb.ddb.de abrufbar.

Bildnachweis

Umschlagfoto und Fotos: Alexander Kupka, München
Illustrationen: Sascha Wuillemet, München

Projektleitung: Katharina Harlfinger, Bettina Huber
Redaktion: Katharina Harlfinger
Bildredaktion: Sylvie Busche (Ltg.); Markus Röleke
Layout und Herstellung: Veronika Preisler
Umschlaggestaltung: ZERO Werbeagentur, München
Reproduktion: Repro Ludwig, Zell am See
Druck und Bindung: Offizin, Andersen Nexö, Leipzig
Printed in Germany

ISBN 978-3-426-64275-7

5 4 3 2 1

Bitte besuchen Sie uns auch im Internet unter der Adresse:
www.knaur-ratgeber.de
Weitere Titel aus den Bereichen Gesundheit, Fitness und Wellness finden Sie im Internet unter www.wohl-fit.de